科学的
認知症診療
5 Lessons

小田陽彦 著
ODA HARUHIKO

Signe

まえがき

「先生の言うとおり薬をやめたらすっかり穏やかになりました。本当に有難うございました」

先日、外来診察中にある認知症患者の介護者が私にかけた言葉です。その患者さんは物忘れが気になるとかかりつけ医に訴えたところ抗認知症薬を処方され、使い始めてから急に家庭内暴力が出現したのを認知症が悪化したと判断されました。そして精神科入院を勧められ介護者に連れられて私の外来を訪れたのです。私は副作用が前面に出ている可能性が高いと考え、精神科入院はせずに薬をやめて様子をみるよう勧めました。すると家庭内暴力が速やかに消失したのでまるで神様のように感謝されたという次第です。

私は仕事柄知り合いに認知症を専門とする精神科医が多いのですが、だいたいどの精神科医も異口同音に「自分も同じような経験をしている」と言います。それだけ誤った薬の使い方のせいで被害を受けている患者さんが大勢いるということです。なぜこんなおかしなことになっているのでしょうか。

わが国の認知症高齢者の数は、2012年で462万人と推計されており、2025年には約700万人に達すると見込まれています。一般臨床医をやっていれば好むと好まざるとにかかわらず認知症の人を診ざるを得ません。しかし、医学教育のなかで認知症をきたす疾患（認知症性疾患）の系統講義が十分になされてきたと言えるでしょうか。認知症（痴呆症）の分類はアルツハイマー病、血管性認知症、両者の混ざったものの3種類、そして認知症の定義は治らないことである、という程度にしか教わってこなかったのが実情ではないでしょうか。認知症の知識が足りないから薬の使い方も間違うようになる。私にはそのように思えてなりません。

そこで、できるだけ客観的かつ具体的かつわかりやすい認知症テキストを一般臨床医向けに書くことにしました。事例紹介をしたほうが素人にはわかりやすいのでしょうが、それでは医師への説得力に欠けると考え、**事例紹介はせず最新の臨床研究や系統的レビュー、すなわち科学的根拠を紹介することに徹しました**。病態生理学はもちろん大事な科学的根拠なのですが、臨床研究や疫学研究によって得られた

知見も医師にとって同じくらい大切な科学的根拠です。すなわち、ある病気に特徴的とされる症状が実際には何パーセントくらいの頻度で現れるのか、診断基準や検査は何パーセントくらいの確率で的中するのか、薬は何人に一人の割合で効くのかといった具体的な数字です。動物実験や遺伝子実験から得られた知見よりも、ヒトを対象にした研究である臨床研究や疫学研究から得られたこういった数字のほうが実際の臨床現場では役立つことが多いと思います。たとえばアルツハイマー病臨床診断基準の診断能（感度 81%、特異度 70%）、レビー小体型認知症の人に幻視が現れる確率（70%）、国内治験におけるドーパミントランスポーターシンチグラフィ（ダットシンチ）の診断能（感度 70.0%、特異度 90.9%）、コリンエステラーゼ阻害薬で著明改善する確率（42 人に 1 人）、65 歳以上の認知症の人に抗精神病薬を長期投与したときの死亡率（26-50 人に 1 人）などです。これらの数字は臨床研究や疫学研究から得られた立派な科学的根拠であり、治療法を決断するときや病気の説明をするときに有用だと思います。

　あまりに膨大なテキストでは読んでも頭に入らないと考え、日常診療に必要な情報だけを選び、できるだけわかりやすく書きました。ゆえに医師に限らず認知症に関心のある医療・介護従事者であれば、職種を問わずだれにでも理解しやすい内容にしているつもりです。

　なお、本書では一般臨床医がまれにしか遭遇しない状態・疾患については触れていません。たとえば 65 歳未満発症の若年性認知症については一切述べていません。若年性認知症の患者数は日本全体で数万人程度であり、経済的な問題が大きい、家庭内での課題が多いといった特徴があり、一般臨床医が対応するのは難しい面もあるため、認知症専門医に紹介したほうが無難でしょう。また、進行性核上性麻痺、大脳皮質基底核変性症、プリオン病はいずれも認知症をきたすことがある難病ですが、日本全体における推計患者数はそれぞれ 8100 人、3500 人、584 人（厚生労働省. 平成 27 年 1 月 1 日施行の指定難病 概要，診断基準等）とまれであるため、本書では触れていません。一般臨床医が診断したり対応したりするのは難しい面もあるので、神経内科医や認知症専門医に紹介したほうが無難でしょう。これらのまれな状態・疾患については成書を参照してもらえればと思います。

　特定の立場からではなくできるだけ中立的立場から本書を書いたつもりですが、無意識のうちに偏向しているおそれは十分にありますので、私自身の利益相反について申し述べます。2018 年現在、私は精神科病院に常勤の精神科医として雇用されています。また、私は日本精神神経学会の専門医・指導医および日本老年精神医

学会の専門医・指導医・評議員です。いずれも精神科系の医学会です。これらの事情により、認知症の人の精神科受診を推奨する方向に無意識に偏っている可能性は捨て切れません。そこは割り引いて読んでもらえればと思います。

　本書には、認知症の人に当たり前の医療を普及させたいとの思いを込めました。当たり前の医療と言っても難しいことはありません。認知症の人への当たり前の医療は一般臨床医に十分実践可能です。頭部 MRI や核医学検査といった高度な医療機器がないと認知症医療は実践できないと誤解している人がいるかもしれませんが、本書を読めばその誤解は解けると思います。

目次

まえがき　iii

Lesson 1　認知症診断の原理原則 ……………… 1
1 認知症という疾患は存在しない　2
2 認知症診断は除外診断　5
3 薬剤起因性老年症候群　15
4 アルツハイマー病　21
5 血管性認知症、レビー小体型認知症、前頭側頭葉変性症　28

Lesson 2　画像診断の意義と限界 ……………… 43
1 主目的は脳外科疾患の除外診断　44
2 VSRAD誤用にご用心　49
3 脳血流シンチグラフィの有用性と限界　52
4 ドーパミントランスポーターシンチグラフィ（ダットシンチ）とMIBG心筋シンチグラフィ　57

Lesson 3　抗認知症薬 ……………… 63
1 抗認知症薬の基本データ　64
2 国内治験データからみたドネペジルの有効性（アルツハイマー病）　72
3 国内治験データからみたそのほかの抗認知症薬の有効性　80
4 レビー小体型認知症に対する抗認知症薬の有効性　93
5 海外データから　102

Lesson 4　精神症状への対応……………………………… 113

1. まずは断酒推奨　114
2. 徹底的に減薬　121
3. 身体疾患・状態に対応　127
4. 非薬物療法　129
5. 抗認知症薬はBPSDに対しても
   プラセボへの優越性は不確実　133
6. うつと認知症　140
7. 家族・介護環境の調整　148
8. 抑肝散、トラゾドン、抗精神病薬　153

Lesson 5　医療者ができること……………………………… 161

1. 基本的対応　162
2. 病状説明　168
3. 予防　174
4. MMSEとHDSRの進め方、考え方　181
5. 向精神薬に関する製薬会社パンフレットの読み方　190

付録：①アルツハイマー病重症度の測定　211
　　　②検証的試験と探索的試験　213

あとがき　219

索引　221

Lesson 1

認知症診断の原理原則

1 認知症という疾患は存在しない 2
2 認知症診断は除外診断 5
3 薬剤起因性老年症候群 15
4 アルツハイマー病 21
5 血管性認知症、レビー小体型認知症、前頭側頭葉変性症 28

1 認知症という疾患は存在しない

　認知症は疾患ではなく症候群です。ICD-10（疾病および関連保健問題の国際統計分類：International Statistical Classification of Diseases and Related Health Problems）では、「認知症は、脳疾患による症候群であり、通常は慢性あるいは進行性で、記憶、思考、見当識、理解、計算、学習、言語、判断など多数の高次皮質機能障害を示す」と定義されています。**認知症をきたす脳疾患は多数ありアルツハイマー病はそれらのうちの1つに過ぎない**にもかかわらず、いつの間にか「認知症＝アルツハイマー病」という短絡的思考がはびこっています。

　その証拠の1つはアルツハイマー病患者数の不自然な増加です。図1は厚生労働省における検討会「新たな地域精神保健医療体制の構築に向けた検討チーム」で提示された資料です。継続的に医療を受けている人数の推計値がグラフ化されています。

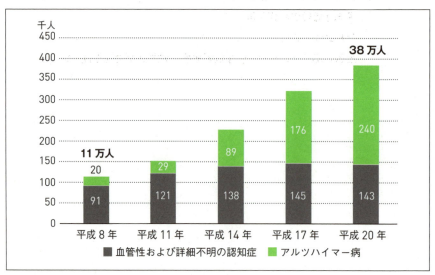

図1　認知症性疾患患者数の年次推移（外来＋入院）
（厚生労働省患者調査［第5回新たな地域精神保健医療体制の構築に向けた検討チーム 資料2, 2010, p.9. より引用］）

これを見ると、血管性および詳細不明の認知症の数は概ね横ばいなのに対し、アルツハイマー病の数は平成11年を境に爆発的に増えていることがわかります。ちなみに厚生労働省の平成26年患者調査（傷病分類編）によると、アルツハイマー病の総患者数は平成23年36万6千人、平成26年53万4千人と増え続けているのに対し、血管性および詳細不明の認知症の総患者数は平成23年14万6千人、平成26年14万4千人と横ばいのままです。認知症性疾患患者数に占めるアルツハイマー病の割合をグラフにすると**図2**のようになります。

　平成11年以降にアルツハイマー病の割合が爆発的に増加していることがわかります。日本社会は高齢化が進んでいるので、認知症総患者数が増加する理由は自然変化で説明可能です。

　しかし、認知症性疾患の1つに過ぎないアルツハイマー病の割合が増加する理由は自然変化で説明できません。感染症でもないアルツハイマー病だけがほかの認知症性疾患を差し置いて爆発的に増加しているのはどう考えても不自然です。

　では、平成12年に介護保険制度が誕生したことが理由でアルツハイマー病が増えたのでしょうか。介護保険を申請する際には主治医意見書が必要になります。このため介護サービスを受ける目的で認知症と診断される人の数が増えたという事情はあるのかもしれません。また近年、認知症啓発運動が社会で盛んになってきました。その結果、それまで医療につながっていなかった認知症の人たちが医療につながるようになり、認知症と診断される人の数が増えたという事情もあるのかもしれません。ただし、いずれの事情も認知症総患者数が増えた理由の説明にはなっても、

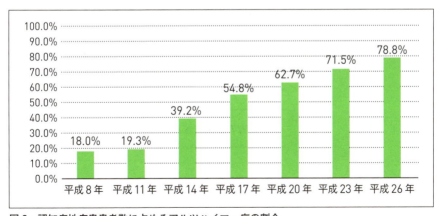

図2　認知症性疾患患者数に占めるアルツハイマー病の割合
（厚生労働省患者調査を基に筆者作成）

認知症総患者数に占めるアルツハイマー病の割合が増えた理由の説明にはなりません。

では、何がアルツハイマー病増加の原因なのでしょうか。仮説として挙げられうるのは、平成11年11月24日の抗認知症薬発売開始です（当時はアルツハイマー病のみに適用がありました。そのほかの認知症［レビー小体型認知症］にも適用拡大されたのは平成26年です）。薬があれば使いたくなります。その結果、抗認知症薬を処方するために「保険病名」というかたちでアルツハイマー病という名前を安易につけているのが実情ではないでしょうか。平成8年では認知症の人の5人に1人がアルツハイマー病と診断されていたのに対し、平成26年では認知症の人の5人に4人がアルツハイマー病と診断されています。認知症医療が荒廃しているような気がしてなりません。

治験で抗認知症薬の効果が実証されているのは、アルツハイマー病とレビー小体型認知症のみです。それ以外の認知症性疾患や軽度認知障害の人に抗認知症薬を出しても効果は期待できません。副作用によりかえって悪化している事例すらあります。ゆえに、**物忘れという症状に薬を出す前に、まずは診断することが重要**です。以降、本Lesson 1では診断の要点を述べていきます。

POINT

大前提	・認知症は疾患名ではない
事実	・アルツハイマー病不自然増加
推定	・抗認知症薬の不適切処方
対策	・処方の前にまず診断を！

2 認知症診断は除外診断

　認知症診断は2段階にわたる除外診断です。第1段階で認知症と似て非なる状態、言わば認知症もどきを除外します。認知症もどきを除外できた場合は第2段階に進み、血管性認知症やアルツハイマー病などの認知症性疾患、言わば真の認知症の鑑別診断に入ります。図3は日本認知症学会や日本神経学会が示す一般的な認知症診断フローチャートです。

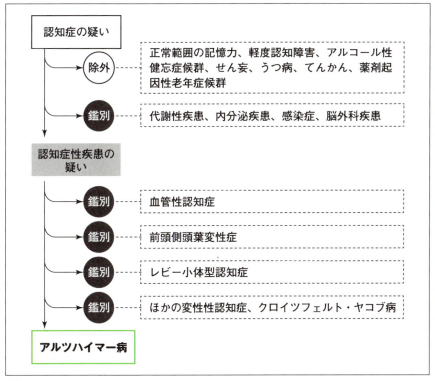

図3　認知症診断フローチャート
(日本認知症学会・編. 認知症テキストブック, 中外医学社, 2008. より改変)

大事なのは第1段階、すなわち**認知症もどきの除外診断**です。真の認知症は治らないうえほぼ確実に進行するのですが、認知症もどきはそうではなく、早期診断できれば治療につながることもあります。認知症だと誤診をすると相手の人生に深刻な悪影響を与えてしまいます。

　除外診断に必要なのは、病歴、理学所見、心理検査、血液検査、頭部画像検査（CT [Computed Tomography] または MRI [Magnetic Resonance Imaging]）です。高価な機器は通常必要ありません。以下、各状態別に除外診断の方法を述べていきます。

正常範囲の記憶力

　年をとればだれでも物忘れがあります。65歳以上の人の記憶力を正常か病的か判定する方法は2つで、**病歴と心理検査**です。

　正常高齢者らを頭部 MRI や PET（Positron Emission Tomography）で2、3年追跡調査した臨床研究によると、正常高齢者226人のうち1年間で軽度認知障害に進展した人はわずか3人（1.3％）で、アルツハイマー病に進展した人は1人もいませんでした（Curr Alzheimer Res. 2009; 6(4): 347-61）。すなわち正常高齢者の場合、1年程度の経過では認知機能の低下はそうそうみられないことが示唆されています。しかしアルツハイマー病患者の場合はそうではありません。アルツハイマー病患者を心理検査である MMSE（Mini Mental State Examination）で評価した場合、1年あたり平均3.3点（95％信頼区間：2.9-3.7）ずつ点数が減少していくと系統的レビューで報告されています（Int Psychogeriatr. 2000;12(2):231-47）。つまり1年前と比べて認知機能が悪化しているという病歴があれば、病的な物忘れの可能性が出てくるということになります。

　ベッドサイドでもできる簡単な心理検査として、MMSE や長谷川式簡易知能評価スケール改訂版（HDS-R）が知られています。MMSE は30点満点で、点数が低いほど認知機能が低下していることが示唆され、23/24点をカットオフ値とした場合、一般病棟入院患者の中から感度87％、特異度82％で認知症またはせん妄を弁別できたと報告されています（Psychol Med. 1982;12(2):397-408）。HDS-R も30点満点で、点数が低いほど認知機能が低下していることが示唆されます。20/21点をカットオフ値とした場合、認知症と非認知症を弁別できるとされています。これらの心理検査を用いれば認知機能を客観的に評価できますが、カットオフ値だけで正常か病的かを判断するのではなく、病歴や診察中の本人の様子なども考慮して判断する必要

表1 正常、軽度認知障害、認知症の違い

	正常	軽度認知障害	認知症
認知機能	年齢相応に保たれている	年齢不相応に低下しているが病的に低下しているとまでは言えない	病的に低下している
日常生活動作	障害なし	障害なし	障害あり
経過	ほぼ進行しない	必ずしも進行しない	ほぼ進行する

があります。つまり**病歴が主で心理検査が従**です。

軽度認知障害

　軽度認知障害は認知症と同じく状態名です。自動車運転に係る診断書において、「認知症ではないが認知機能の低下がみられ、今後認知症となるおそれがある」と記載されている状態とほぼ同じで、正常と認知症の境界状態と考えられています(**表1**)。

　MMSEのみでは軽度認知障害の検出はできません。MMSEの診断能を調べた臨床研究に関するメタ解析によると、健常者から軽度認知障害を弁別するときのMMSEの感度と特異度はそれぞれ63.4％、65.4％にとどまりました(*J Psychiatr Res. 2009;43(4):411-31*)。

　MoCA-J (Montreal Cognitive Assessment-Japanese version) は軽度認知障害のスクリーニング目的に作られた心理検査で、30点満点中25／26点をカットオフ値とした場合、健常高齢者と軽度アルツハイマー病患者の中から軽度認知障害を感度93％、特異度87％で弁別できると報告されています(*Geriatr Gerontol Int. 2010; 10(3): 225-32*)。MoCAとMMSEの診断能を比較した臨床研究に関するメタ解析によると、軽度認知障害を弁別する際の診断能はMMSEよりもMoCAのほうが優れていました(*Psychiatr Pol. 2016;50(5):1039-52*)(**表2**)。

　厚生労働省の認知症有病率調査では、ウェクスラー記憶検査改訂版（Wechsler Memory Scale-Revised：WMS-R）の下位項目の1つである「論理的記憶」が、軽度認知障害の検出に用いられています(*Psychogeriatrics. 2012; 12(2): 120-3*)。

　MoCA-Jにせよ「論理的記憶」にせよ、一般臨床医に普及している心理検査とは言い難いので、自施設で実施困難な場合は、認知症専門医に軽度認知障害の診断を依頼しましょう。

　ただし、そこまでして軽度認知障害を診断する必要があるかどうかは疑問です。

表2　60歳以上の健常者の中から軽度認知障害を弁別する際の診断能（メタ解析）

	感度	特異度	Area Under the Curve（受信者動作特性曲線下面積）
MMSE	66.34%	72.94%	0.736
MoCA	80.48%	81.19%	0.846

(Ciesielska N, et al. Is the Montreal Cognitive Assessment (MoCA) test better suited than the Mini-Mental State Examination (MMSE) in mild cognitive impairment (MCI) detection among people aged over 60? Meta-analysis. Psychiatr Pol. 2016 Oct 31;50 (5) :1039-52)

　軽度認知障害の段階で抗認知症薬を使った場合、認知機能や生活機能への効果はプラセボと差はなく、その割に悪心、下痢、嘔吐などの副作用はプラセボよりも多く発現するという科学的根拠がメタ解析で示されています（CMAJ. 2013;185(16):1393-401）。つまり**診断したところで薬は無い**わけです。

　軽度認知障害から認知症に進展する確率は、認知症専門医が追跡した研究では9.6％/年、地域研究では4.9％/年とメタ解析で報告されています（Acta Psychiatr Scand.2009;119(4):252-65）。一方、軽度認知障害のうち、概ね20％が数年以内に正常範囲に復帰すると報告されています（Clin Geriatr Med. 2013;29(4):753-72）。軽度認知障害と診断したときには、これらの事情を本人に説明し安心してもらう必要があります。

アルコール性健忘症候群

　アルコールに関連した認知機能低下に関する系統的レビューによると、アルコール長期連用により脳が萎縮し、認知機能が低下する可能性が示唆されています（Int J High Risk Behav Addict. 2016;5(3):e27976）。したがって、**認知症が疑われたときは飲酒歴を聴取し、飲酒しているのであればしばらく断酒してもらう必要があります**。

　15人のアルコール依存症患者を対象にした研究では、断酒後6、7週間で脳体積が増加しました（Brain. 2007 ;130(Pt 1):36-47）。なかなかアルコールをやめにくい人には断酒によるメリットも併せて説明するのがよいでしょう。

せん妄

　せん妄は意識障害の一種です。覚醒度が軽度〜中等度低下し、見当識障害、興奮、幻覚、妄想などが急に現れます。感染症、脱水、環境変化、医薬品などが誘引となります。65歳以上の人が、入院時にせん妄を呈している割合は10-20％（Clin Med. 2003;3(5):412-5）、入院後にせん妄を発症する割合は10-30％（Arch Intern Med. 1992; 152(2):334-40）、術後せん妄を発症する割合は15-53％、ICUでせん妄を発症する割合

表3 せん妄とアルツハイマー病の鑑別ポイント

	せん妄	アルツハイマー病
発症	急激に起こる（数時間～数日）	徐々に起こる（数か月～数年）
経過	日によって、あるいは時刻によって、しっかりしているときとぼうっとしているときの差が激しい	月単位、年単位でみると徐々に悪化するが、日単位あるいは時間単位で悪化することはまれ
覚醒度	軽度～中等度低下する	初期のうちは保たれる
幻覚	多い	少ない
回復可能性	ある	ない

表4 うつ病とアルツハイマー病の鑑別ポイント

	うつ病	アルツハイマー病
物忘れの自覚	大いにある	少ない
物忘れに対する姿勢	自ら積極的に物忘れを示唆する素振りを見せる	あたかも物忘れがないかのように取り繕う素振りを見せる
典型的な妄想	心気妄想（自分はもうボケてだめになった）	物盗られ妄想（だれかが自分の物を盗んだ）
見当識	保たれる	障害される
経過	自然寛解することが多い	徐々に悪化する

は70-87%（*N Engl J Med. 2006;354(11):1157-65*）と報告されています。せん妄と認知症は異なる状態像ですが、合併することはよくあります。せん妄とアルツハイマー病の鑑別ポイントを表3に挙げます。

うつ病

　うつ病は物悲しい気分がすぐに治まらず、日々の生活に支障をきたすようになった状態です。物悲しい気分以外にも、思考力や集中力の低下または決断困難をきたすことがあり、それを記銘力障害として訴える場合があります。うつ病とアルツハイマー病の鑑別ポイントを表4に挙げます。うつ病についてはLesson 4「精神症状への対応」でくわしく述べます。

てんかん

　てんかんは小児の病気というイメージがあるかもしれませんが、実は65歳以上でも発症することがあります。米国の疫学調査によると、てんかんの年代別発症率は1歳未満が高く成人では低いのですが、60歳を超えると年齢が高くなるほど発

表5　認知症と間違われる可能性があるてんかん発作の例

自動症	発作が起こると意識がぼんやりし、さまざまな行動を行う。体を動かす、舌を鳴らす、口をもぐもぐする、舌をぺちゃぺちゃする、ボタンをはめたり外したりする、戸を開けたり閉めたりする、手慣れた作業をする、家の中や外を歩き回る、など。
動作停止	それまでの行動が止まる。食事中に箸や茶碗を持ったままぼんやりとうつむく。
認知障害	急に言葉が出なくなったり、そのほかの認知機能が低下したりする。見知らぬ道を歩いているのによく知っている道のように感じる既視感（デジャヴ）や、よく知っている道を歩いているのに見知らぬ道のように感じる未視感（ジャメヴ）が突然出現する。光の幻覚が見えることもある。
感情の変化	急に不安や恐怖を感じる。
感覚の変化	急に腹痛、めまい、嘔吐、悪心、発汗、熱感、冷感などを感じる。

症率が上昇し、75歳以上が最も発症率が高い年代と報告されています(*Epilepsia. 1993;34(3):453-68*)。脳血管障害などの原因がはっきりしているてんかんもありますが、2/3の確率で原因は不明です。65歳以上の人のてんかんは小児のてんかんと違う特徴があります。**特に認知症と間違われやすいのは、けいれんが起こらないタイプの発作です**。発作中にいろいろな行動をとっているのに意識ははっきりせず、発作後に意識ははっきりするものの発作中のことを覚えていないことがあります。**表5**のような症候があります。いずれも突然に起こり、発作が終わると症状は消えます。終日継続するということはありません。

これらの発作が65歳以上の人に起こると、本人の自覚症状としては「昨日の出来事をまったく覚えていない」「自分で買い物をしたようだが記憶がまったくない」ということになり、認知症を心配して受診することになります。特に一人暮らしの人がこのような訴えで受診したときには要注意です。てんかんの客観的検査としては脳波検査がありますが、1回目の脳波検査の感度は約50％と報告されており(*Epilepsia. 2014;55(9):1389-98*)、1回だけの脳波検査でてんかん脳波が見つからなかったからといって、てんかんを除外診断することはできません。認知症性疾患では症状が終日継続するのに対し、てんかんでは症状が突然に始まり突然に終わります。そのため同居人からの情報が必要となります。てんかんが疑われたら神経内科に紹介することが重要です。

また、**抗認知症薬はてんかんを起こすことがある**ので、てんかんをアルツハイマー病と誤認して抗認知症薬を処方することは避けなくてはなりません。逆に、抗認知症薬を開始してから上記のようなてんかん発作を示唆する症状が生じた場合は、薬

を中止する必要があります。このことはドネペジルの添付文書の「重大な副作用」の欄に記載されています。

薬剤起因性老年症候群

薬剤起因性老年症候群は医薬品によりふらつき、転倒、食欲低下、失禁、排尿障害、認知機能低下などの老年症候群をきたした状態です。くわしくは本 Lesson 1 の 3「薬剤起因性老年症候群」で述べますが、医薬品による認知症もどきは意外に多く、認知機能障害を評価された患者さんのうち 11％は医薬品によるものだったという報告があります(Ann Intern Med. 1987;107(2):169-73)。**薬歴を調査し、認知機能低下をきたす薬を切るのは非常に重要です。**

内科疾患

代謝性疾患、内分泌疾患、感染症、膠原病などの内科疾患に伴う認知機能障害を鑑別するために血液検査を実施します。認知症が疑われた際にルーティンに検査すべきと米国神経学会が推奨している項目は表6のとおりです。

甲状腺機能低下症では、動作とともに精神活動も緩慢になり集中力低下、傾眠、記憶障害などがみられることがあります。米国の一般住民を対象にした調査によると、症候性甲状腺機能低下症は人口の 0.3％、無症候性甲状腺機能低下症は人口の 4.3％にみられ、年齢とともに頻度が上がりました(J Clin Endocrinol Metab. 2002;87(2):489-99)。つまり、高齢者において甲状腺機能低下症はまれではありません。認知症のない甲状腺機能低下症 54 人を対象にした調査によると、正常対照群と比べて MMSE の点数が低い傾向があり、治療をすると認知機能改善効果がみられたと報告されています(J Am Geriatr Soc. 1992;40(4):325-35)。

ビタミン B_{12} 欠乏が生じると、錯乱、傾眠、集中力低下、無気力、妄想、記憶障害などが生じることがあります。胃切除の既往や貧血がみられない限り、通常診療

表6 米国神経学会ガイドラインで推奨されている血液検査項目

・全血算（CBC）
・生化学（電解質、グルコース、尿素窒素、クレアチニン、肝機能）
・甲状腺機能
・ビタミン B_{12}

(American Academy of Neurology [AAN]. DETECTION, DIAGNOSIS AND MANAGEMENT OF DEMENTIA [Guideline Summary for CLINICIANS]
http://tools.aan.com/professionals/practice/pdfs/dementia_guideline.pdf)

でルーティンに検査することはないと思いますが、65-99歳の外来連続症例152人を対象にビタミンB_{12}を検査した研究によると、14.5％にビタミンB_{12}欠乏症がみられたとされており、高齢者においてビタミンB_{12}欠乏症はまれではないと報告されています(*J Am Geriatr Soc. 1992 ;40(12):1197-204*)。

　晩期顕症梅毒の症状の1つとして記憶障害、見当識障害を伴う進行麻痺がありますが、梅毒のスクリーニング検査をルーティンに実施すべきでないと米国神経学会は推奨しています。北米では晩期顕症梅毒の報告がまれであるのが理由です。ルーティンでスクリーニング検査を実施すると擬陽性が出過ぎます。もちろん病歴などから梅毒感染が示唆される場合はこの限りではありません。

脳外科疾患

　慢性硬膜下血腫、特発性正常圧水頭症といった、**脳外科疾患を除外するために頭部画像検査が必要**です。頭部画像検査についてはLesson 2「画像診断の意義と限界」で述べますが、認知症と診断する前に一度でよいので頭部単純CTまたは頭部単純MRIを実施することが必要です。

　図4は除外診断の流れです。だいたいこの順番で身体的および神経学的診察を行います。特に神経学的診察は除外診断のみならず認知症性疾患の鑑別診断にも役立ちます。

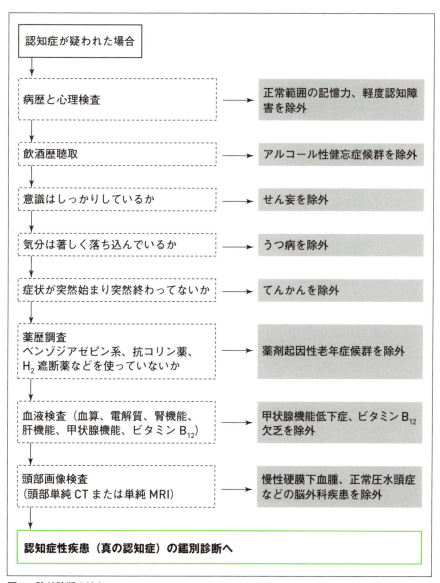

図4 除外診断の流れ

問診	・正常範囲の記憶力、軽度認知障害、アルコール性健忘症候群、せん妄、うつ病を除外
薬歴調査	・薬剤起因性老年症候群を除外
血液検査	・甲状腺機能低下症、ビタミンB_{12}欠乏症などを除外
頭部CTまたはMRI	・慢性硬膜下血腫、正常圧水頭症などの脳外科疾患を除外
鑑別診断へ	・アルツハイマー病、血管性認知症、レビー小体型認知症、前頭側頭葉変性症などを鑑別

3 薬剤起因性老年症候群

　高齢者では肝代謝遅延や腎機能低下などの加齢変化により、薬物血中濃度が上昇しやすくなります。また、高齢になるにつれて合併疾患数が増え、服用薬剤数も増加し、薬物同士の相互作用が問題になります。薬剤数が増加すれば処方・調剤の誤りや飲み忘れ・飲み間違いの発生率も増加します。これらの事情により、高齢者では薬物有害事象が若年者より起こりやすくなっています。日本老年医学会は「高齢者の安全な薬物療法ガイドライン 2015」を、米国老年医学会は「ビアーズ基準」(2015) をそれぞれ公開し、高齢者への安全な薬物療法を呼びかけています。薬剤起因性老年症候群ではさまざまな症候がみられますが、ここでは認知機能低下やせん妄といった認知症と紛らわしい症候を出す薬剤について触れていきます。

第一世代抗ヒスタミン薬（抗コリン薬）

　第一世代抗ヒスタミン薬は強力な抗コリン作用があり、意識障害、口渇、便秘などの危険があるので、65 歳以上の患者さんには使用回避するようビアーズ基準で推奨されています。

　日常臨床でよくみられる第一世代抗ヒスタミン薬は、総合感冒薬の PL 顆粒®とピーエイ錠®です。実は、PL 顆粒®やピーエイ錠®の成分に第一世代抗ヒスタミン薬であるプロメタジンが含まれています。65 歳以上の人で急に物忘れや不穏や幻覚体験が出現した場合は、総合感冒薬が処方されていないかどうかを必ず確認してください。原因薬剤を中止するだけで速やかに症状改善する場合があります。薬局、薬店、ドラッグストアなどで販売されている OTC 医薬品（一般用医薬品）としての総合感冒薬の中にもたいてい第一世代抗ヒスタミン薬が含まれています。ゆえにお薬手帳を確認するだけでは不十分で、OTC 医薬品を買っていないかどうかも確認する必要があります。OTC 医薬品は箱の外側に成分表が記載されていますので、それを見れば第一世代抗ヒスタミン薬が入っているかどうかすぐにわかります。

　ビアーズ基準で使用回避を推奨されている第一世代抗ヒスタミン薬は表 7 のと

表7　ビアーズ基準で使用回避を推奨されている第一世代抗ヒスタミン薬

- ブロムフェニラミン（日本では未承認）
- カルビノキサミン
- クロルフェニラミン
- クレマスチン
- シプロヘプタジン
- デキスブロムフェニルアミン
- デキスクロルフェニルアミン
- ジメンヒドリナート
- ジフェンヒドラミン（経口）
- ドキシラミン
- ヒドロキシジン
- メクリジン
- プロメタジン
- トリプロリジン

おりです。成分表を見て該当する第一世代抗ヒスタミン薬が含まれていれば、まずはそのOTC医薬品をやめるよう指導しましょう。

三環系抗うつ薬とパロキセチン（抗コリン薬）

　抗コリン作用の強い抗うつ薬には認知機能低下、せん妄、便秘、口腔乾燥、起立性低血圧、排尿症状悪化、尿閉の危険があります。アミトリプチリン、アモキサピン、クロミプラミン、イミプラミンなどの三環系抗うつ薬は特に抗コリン作用が強いので、75歳以上の人には可能な限り使用を控えるよう日本老年医学会は推奨しています。三環系抗うつ薬以外で抗コリン作用の強い抗うつ薬は選択的セロトニン再取り込み阻害薬（Selective Serotonin Reuptake Inhibitors：SSRI）の一種であるパロキセチンです（ビアーズ基準）。抗コリン作用の強い抗うつ薬は認知機能低下の危険があるので、認知症性疾患と診断する前にやめるか減らすかすべきです。抗認知症薬を上乗せするなどあり得ません。ほかの医師が抗コリン作用の強い抗うつ薬を処方している場合は、中止、減量、変薬をコンサルトしましょう。

抗コリン作用のあるパーキンソン病治療薬（抗コリン薬）

　トリヘキシフェニジル、ビペリデンといった抗コリン作用のあるパーキンソン病治療薬は、認知機能低下、せん妄、過鎮静、口腔乾燥、便秘、排尿症状悪化、尿閉の危険があるので、75歳以上の人には可能な限り使用を控えるよう日本老年医学

会は推奨しています。ビアーズ基準でも、抗コリン作用のあるパーキンソン病治療薬は65歳以上の人には使用回避するよう推奨されています。その理由は、①抗精神病薬による錐体外路症状の防止には役立たないから、②パーキンソン病治療のためにはより効果的な薬が利用可能だからです。抗コリン作用のあるパーキンソン病治療薬は認知機能低下の危険があるので、認知症性疾患と診断する前にやめるか減らすかを検討すべき薬剤です。しかし「統合失調症薬物治療ガイドライン」（日本神経精神薬理学会）では、統合失調症の人に抗精神病薬を投与した際に生じる薬剤性パーキンソン症状に対して「抗コリン薬（ビペリデン、トリヘキシフェニジル）や抗パーキンソン病薬（アマンタジン）の併用が望ましい」とビアーズ基準と両立し得ない推奨がなされています。精神科が抗コリン作用のあるパーキンソン病治療薬を出している場合は、処方医に中止または減量を相談しましょう。

抗コリン作用のある過活動膀胱治療薬（抗コリン薬）

　過活動膀胱治療薬のうちの一部は抗コリン薬であり、尿閉、認知機能低下、せん妄の危険があります。日本老年医学会は、オキシブチニンを可能な限り使用しないよう推奨しています。ビアーズ基準も、認知機能低下のある65歳以上の人には抗コリン作用の強い薬を使用回避するよう推奨しています。フェソテロジン、フラボキサート、オキシブチニン、ソリフェナシン、トルテロジンなどです。この中には挙げられていませんが、プロピベリンも添付文書の副作用の欄に幻覚、せん妄、見当識障害が記載されています。過活動膀胱治療薬の効果は本人が一番実感していると思われるので、まず本人にどれくらい効いているのか聞いてみましょう。あまり効いていない、あるいは効果がわからないということであれば中止が妥当です。効果を実感している場合は、認知機能低下とせん妄の危険があることを説明したうえで、中止できないかどうか本人と相談しましょう。

H$_2$遮断薬

　シメチジン、ファモチジン、ラニチジンなどのすべてのH$_2$遮断薬は認知機能低下とせん妄の危険があるので、75歳以上の人には可能な限り使用を控えるよう日本老年医学会は推奨しています。ビアーズ基準でも、認知機能低下またはせん妄のある65歳以上の人には使用回避するよう推奨しています。H$_2$遮断薬は、消化性潰瘍や逆流性食道炎の治療に有用な薬剤ですが、認知機能低下の危険があるので、認知症性疾患と診断する前にやめるか減らすかを検討すべき薬剤です。特に漫然と長

期継続投与されている場合はそうです。OTC医薬品の中にもH₂遮断薬は含まれているので、OTC医薬品も確認する必要があります。

　H₂遮断薬の代替薬としてプロトンポンプ阻害薬（PPI）があります。同じ胃酸分泌抑制薬ですが、H₂遮断薬よりもせん妄を引き起こしにくいと考えられています。H₂遮断薬からPPIに切り替えることによってせん妄が改善したという報告もあります(*Case Rep Oncol. 2012; 5(2): 409-12*)。ただ、PPIによるせん妄発症例もごく少数ながら報告されており、PPI添付文書副作用の欄にもせん妄が記載されているので、PPIが認知機能低下やせん妄を起こさないとは言い切れません(*Am J Emerg Med. 2008; 26(4):519.e1-2*)。また、PPIは長期継続投与により骨折やクロストリジウム・ディフィシル菌（*Clostridium difficile*）による感染性大腸炎（偽膜性大腸炎）の危険があるので、ステロイド投与中やNSAID継続投与中といった消化管出血の可能性が高い人を除いて、8週間以上のPPI継続投与をしないようビアーズ基準は推奨しています。添付文書でも骨折の可能性について警告されています。つまりPPIは65歳以上の人に漫然と長期継続投与するには適さない薬なので、安易に代替薬とできないのが悩みどころです。

ベンゾジアゼピン受容体作動薬

　ベンゾジアゼピン受容体作動薬には、過鎮静、認知機能低下、せん妄、転倒、骨折、運動機能低下の危険があるので、75歳以上の人には可能な限り使用を控えるよう日本老年医学会は推奨しています。ビアーズ基準も同様の理由で、65歳以上の人に使用回避するよう推奨しています。ゾルピデム、ゾピクロン、エスゾピクロンは、「非ベンゾジアゼピン系睡眠薬」と称されることもありますが、実際はベンゾジアゼピン受容体作動薬そのものです。その証拠に医薬品医療機器総合機構（PMDA）は、ベンゾジアゼピン系抗不安薬・睡眠薬および非ベンゾジアゼピン系睡眠薬をひとまとめにして「ベンゾジアゼピン受容体作動薬」としています(*医薬品適正使用のお願い[No11]. ベンゾジアゼピン受容体作動薬の依存性について, 2017*)。ビアーズ基準では、非ベンゾジアゼピン睡眠薬であってもベンゾジアゼピン系抗不安薬・睡眠薬と同等の危険があるので、65歳以上の人には使用回避するよう推奨しています。これらの事情により、**ベンゾジアゼピン受容体作動薬は認知症性疾患と診断する前に、ぜひとも中止すべき薬剤と言えるでしょう。**

　そもそもPMDAが警告しているとおり、ベンゾジアゼピン受容体作動薬は常用量でも依存の危険があります。2017年2月28日付のPMDA調査結果報告書では、

「BZ の依存性に関しては多数の研究結果から、ジアゼパムでは投与開始 2 週間～4 か月で依存が形成されると推測されている」と記載されています。つまり最短 2 週間で依存が形成されるのです。平成 30 年診療報酬改定によりベンゾジアゼピン受容体作動薬を 12 か月以上処方すると処方料・処方箋料が減算されることになりましたが、依存は最短 2 週間で形成されてしまうことから依存の危険を回避するには不十分な規制であり、諸外国の規制はさらに厳格です。イギリスでは漸減期間を含めて 4 週間までの処方に制限されています。フランスでは不眠治療に使うときは 4 週間まで、不安治療に使うときは 12 週間までの処方に制限されています。

　ゆえに<u>認知症があろうがなかろうが、65 歳以上の人にベンゾジアゼピン受容体作動薬を投与すべきでない</u>と言えるでしょう。例外はけいれん、レム睡眠行動障害、ベンゾジアゼピン離脱症状、アルコール離脱症状、重症全般性不安障害、周術期麻酔といった限定的な場面にとどまり、一般臨床医が在宅でベンゾジアゼピン受容体作動薬を使うべき機会はほとんど存在しません。中止による離脱症状（禁断症状）として不安、焦燥、うつ、集中困難、いらいら、不眠、筋肉痛、けいれん、ぴくつき、知覚過敏（光、音）が出現することがあるので、中止の際は漸減中止が安全です。ただし漸減中も認知機能低下、せん妄、転倒、骨折の危険は相変わらず存在し続けるので、中止に時間がかかればかかるほど認知症かどうかの診断は遅れますし、患者さんは危険に晒され続けます。ゆえに本人や家族と相談しながら中止のやり方を決めるということになります。たとえば「転んで骨折して寝たきりになるのだけは絶対に嫌だ」という希望を本人がもっている場合は、一気に中止するという選択肢も考えられます。

　認知症性疾患が疑われた際は、認知症性疾患と診断する前に必ず**表 8** の医薬品の使用歴を確認し、使用している場合は中止を検討します。中止できない場合は認知症性疾患と診断するのを保留します。診断保留のまま抗認知症薬を上乗せしてはいけません。

表8 認知機能低下が疑われた場合に中止を検討すべき薬剤のまとめ

第一世代抗ヒスタミン薬（抗コリン薬）	PL顆粒®とピーエイ錠®に注意。市販の総合感冒薬にも注意。
三環系抗うつ薬とパロキセチン（抗コリン薬）	抗コリン作用が強いので処方医に中止を相談。
抗コリン作用のあるパーキンソン病治療薬（抗コリン薬）	統合失調症患者に継続投与されている場合は処方医に中止を相談。
抗コリン作用のある過活動膀胱治療薬（抗コリン薬）	本人に効果が実感できていない場合は中止。効果を実感している場合は中止できないかどうか本人と相談。
H_2遮断薬	中止を検討。中止できない場合はPPIへの切り替えを検討してもよいが、PPI長期継続投与は骨折や偽膜性大腸炎の確率を上げる。
ベンゾジアゼピン受容体作動薬	中止。転倒、骨折、せん妄、認知機能低下の危険がある。非ベンゾジアゼピン系睡眠薬を称するゾルピデム、エスゾピクロン、ゾピクロンも同様の危険がある。認知症がなくとも中止すべき薬剤。依存性あり。離脱症状予防のためには漸減中止が安全。

POINT

薬歴調査
・お薬手帳で問題薬剤の有無を確認
・OTC医薬品についても聞く

減薬
・飲み続ける危険性を本人家族に説明
・処方医に減薬可否を相談

診断
・減薬できない場合は診断保留
・保留中は抗認知症薬上乗せ禁止

4 アルツハイマー病

認知症の分類と診断

　認知症をきたす大脳疾患は神経変性疾患と血管性疾患に大きく分類されます。代表的な4大認知症を挙げると**表9**のようになります。

　一般住民を対象に認知症有病率を調査した厚生労働省の研究によると、認知症と判定された人のうち4大認知症が占める割合はそれぞれアルツハイマー病67.4%、血管性認知症18.9%、レビー小体型認知症4.6%、前頭側頭葉変性症1.1%と報告されています（*Psychogeriatrics. 2012; 12(2): 120-3*）。

　ところで、認知症をきたす大脳疾患の確定診断は脳病理診断によって行われます。つまり、<u>生きている間はだれも認知症を確定診断できません</u>。臨床診断基準はありますが、臨床診断と確定診断はしばしば一致しません（**表10**）。前頭側頭葉変性症にいたっては神経病理学的にそもそも単一疾患ではなく種々の疾患が含まれていることがわかっています。

　医師が「この人はアルツハイマー病」と臨床診断すると、その病名が終末期まで独り歩きする傾向がありますが、<u>臨床診断は症状から病理診断を予想する行為に過ぎない</u>という事実を医師自身が認識しておく必要があります。競馬の予想と何ら変

表9　4大認知症

認知症	神経変性疾患	アルツハイマー病
		レビー小体型認知症
		前頭側頭葉変性症
	血管性疾患	血管性認知症

表10　臨床診断基準と病理診断の一致度

	感度	特異度	出典
アルツハイマー病	81%	70%	Neurology. 2001;56(9):1143-53
血管性認知症	43%	95%	Br J Psychiatry. 1999;174:45-50
レビー小体型認知症	83%	95%	Neurology. 2000;54(5):1050-8

わるところはありません。競馬のレース開始前と最終コーナーを回った時点とでどちらが1着を当てやすいかを比べれば、後者の的中率が高いのは当然です。最初はアルツハイマー病と思われた人が、年月を経るうちに幻視体験が現れ、診断名がレビー小体型認知症に変わるということはめずらしくありません。認知症専門医が集まって作った臨床診断基準ですら感度・特異度は不完全です。当初診断にとらわれる必要はどこにもありません。病変のオーバーラップもよくあります。神経変性疾患の多くはタンパクの構造の異常が発症の原因であると考えられており、異常蓄積タンパクの種類はアミロイド、リン酸化タウ、リン酸化αシヌクレインなどさまざまあり、異常蓄積タンパクの種類によって病理診断は左右されます。たとえば大脳皮質の神経細胞の周囲にアミロイドが沈着し老人斑（senile plaque）を形成し、大脳皮質の神経細胞の内部にリン酸化タウが沈着し神経原線維変化を形成するのがアルツハイマー病らしい所見（アルツハイマー病変）であり、脳幹や大脳皮質や交換神経節や消化管神経叢にリン酸化αシヌクレインが沈着しレビー小体（Lewy body）を形成するのがレビー小体型認知症やパーキンソン病などのレビー小体病らしい所見ですが、高齢者脳剖検研究によると脳にアルツハイマー病変をもつ人の31.5％にリン酸化αシヌクレイン沈着が同時にみられたと報告されており、アルツハイマー病変とレビー小体のオーバーラップが決してめずらしくないことが示されています（J Neuropathol Exp Neurol. 2005;64(2):156-62）。

　ここでは認知症性疾患の中で一番多い疾患であるアルツハイマー病について解説します。

アルツハイマー病の診断

　アルツハイマー病は記憶障害、見当識障害、言語障害などを主な症状とします。ICD-10では、65歳未満発症の事例を早発性アルツハイマー病、65歳以上発症の事例を晩発性アルツハイマー病と区別します。早発性アルツハイマー病はいわゆる若年性アルツハイマー病のことで、これが原因で要介護状態になった人は、65歳未満であっても介護保険を受給することができます。神経病理所見では、顕微鏡で老人斑、神経原線維変化が認められます。老人斑、神経原線維変化ともにアルツハイマー病に特徴的ではあるものの、疾患特異的とまでは言えず、正常老化でも脳に現れます。その現れ方が一定の閾値を超えたときに症状を呈すると考えられています。すなわち、**正常老化と病的変化は連続している**とみなされており、これが癌の病理所見との決定的な違いです。

表11　アルツハイマー病神経病理変化レベルの評価システム（NIA-AA）

老人斑	Thal分類で広がりを点数化
神経原線維変化	Braak分類で広がりを点数化
周囲に神経突起を伴う老人斑（neuritic plaque）	CERAD基準で密度を点数化

A：老人斑の点数 (Thal分類)	C：neuritic plaqueの点数 (CERAD分類)	B：神経原線維変化の点数（Braak分類）		
		B0またはB1	B2	B3
A0	C0	なし	なし	なし
A1	C0またはC1	低度	低度	低度
	C2またはC3	低度	中等度	中等度
A2	Any C	低度	中等度	中等度
A3	C0またはC1	低度	中等度	中等度
	C2またはC3	低度	中等度	高度

アルツハイマー病神経病理変化のレベルは、A：老人斑の点数（Thal分類）、B：神経原線維変化の点数（Braak分類）、C：neuritic plaqueの点数（CERAD分類）の3つの点数の組み合わせによって上記表に基づき4段階（なし、低度、中等度、高度）に分類される。中等度または高度のアルツハイマー病神経病理変化は認知症の原因として十分であるとみなされる。
(Hyman BT, et al. National Institute on Aging-Alzheimer's Association guidelines for the neuropathologic assessment of Alzheimer's disease.Alzheimers Dement. 2012;8(1):1-13)

　アルツハイマー病の確定診断は病理診断で行われるわけですが、主な病理診断基準だけでもKhachaturian基準、CERAD基準、Braak分類、Thal分類と複数あり、どこに閾値を置くかで診断は変わり得ます。絶対的診断基準は存在せず、たとえばCERAD分類については実証的エビデンスがない（日本臨床. 2011;69(8):153-60）、再現性の点で問題がある（日本認知症学会編．認知症テキストブック，2008, p.21-39）といった批判があります。
　欧米の専門家が作ったNIA-AA（National Institute on Aging-Alzheimer's Association workgroup）アルツハイマー病神経病理評価ガイドラインでは、老人斑、神経原線維変化がどのような広がりであり、周囲に神経突起を伴う老人斑がどのような密度で存在するかをそれぞれ点数化して評価を標準化しています（**表11**）。これらの点数に基づいて、当該症例のアルツハイマー病神経病理変化のレベルが4段階（なし、低度、中等度、高度）で評価されます。0か1かの評価ではありません。4段階評価することによって、その人の認知機能低下がアルツハイマー病神経病理からきている確からしさを示そうとしているわけです。病理学的診断ですら確率的な診断法を用いざるを得ないということは、**アルツハイマー病診断がいかに難しいかを物語っています**。長谷川式が20点以下で脳卒中がないならアルツハイマー病

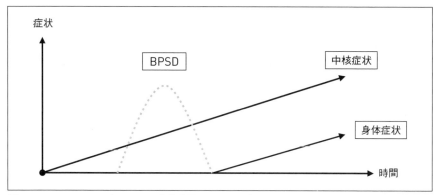
図5 アルツハイマー病における中核症状、BPSD、身体症状の現れ方

と診断して抗認知症薬を処方するといった医師が時々いますが、それがいかに乱暴で危険な診療であるかを理解してほしいと思います。

アルツハイマー病の経過

アルツハイマー病の発症、進行はゆっくりです。前述のとおり、MMSEで1年に平均3.3点ずつ減少していくと系統的レビューで報告されています（*Int Psychogeriatr. 2000;12(2):231-47*）。記憶障害から始まり、言語障害、構成障害、失行、失認などがそれに続いて起こります。これらは全例で起こる「中核症状」です。症状が進行すると、中核症状を引き金としたBPSD（Behavioral and Psychological Symptoms of Dementia）が加わることがあります。これには個人差があります。高度の状態に進行すると運動麻痺、パーキンソン症状、筋緊張の亢進、ミオクローヌス、けいれんなどの身体症状がみられます。最終的には精神活動がすべて失われた状態になります。全経過は7-10年とされていますが、個人差が大きいです。

この中核症状、BPSD、身体症状の現れ方を大まかに描いたのが**図5**です。縦軸が重症度、横軸が時間経過です。左端付近、すなわち軽度の場合は中核症状がほんの少しあるだけでBPSDはないかあっても目立たず、多くの人は年相応の物忘れと考えアルツハイマー病とは気づきません。正常老化と病的変化は連続していて絶対的な閾値はないという神経病理学を前提とすれば、この時期を年相応と考え、アルツハイマー病と気づかなかった本人や家族を責めるのは酷でしょう。ただし軽度の段階であっても服薬管理が困難になるので、通院が不定期になった、血糖値のコントロールが悪くなったなどのきっかけで一般臨床医が気づく場合があります。

図5の真ん中あたりが中等度の段階で、この時期になると中核症状が著しくなり、夏なのに冬のような格好をする、運転中によく事故を起こす、風呂に入るのを忘れるといった状態になるので、たいていはアルツハイマー病に気づかれます。初期集中支援チームが対象とするのも、多くは中等度の時期と思われます。BPSDが目立つのもこの時期です。ただ、個人差が大きいので点線で描いています。出ない人はまったく出ません。BPSDが激しい場合は、この中等度の段階が全期間の中で最も介護しにくい時期となります。

　図5の右端付近は高度の段階です。中核症状はさらに著しくなり、食事、排泄、更衣、入浴といった基本的動作にも介助が必要になります。さらに前述の身体症状が出現し、発語が乏しくなり、簡単な言葉も理解できなくなり、歩けなくなり、座れなくなり、笑えなくなり、首がすわらなくなり、寝たきりになっていきます。そうすると問題行動を起こすパワーもないという状態になります。BPSDは絶対に完全消失するとまでは言い切れませんが、中等度の段階よりも目立たなくなります。BPSDの縦断的経過に関する系統的レビューによると、BPSDは高度の段階よりも中等度の段階において頻繁に観察されました(Br J Psychiatry. 2016;209(5):366-77)。アパシー（感情が貧困化し何事にも関心がわかなかったり意欲が出なかったりする状態）は全期間において頻繁にみられなかなか消失しないものの、妄想、幻覚、誤認は時間の経過とともに消失する傾向があり、徘徊（wandering）も一過性の現象であることが示唆されました。歩けなくなれば徘徊しようがなくなるので当然と言えるでしょう。高度の段階は激しいBPSDがなくなるので、家族の中には「手がかかるようになったが気は楽になった」と言う人がいます。

重症度分類：FAST（Functional Assessment Staging）

　アルツハイマー病の重症度を観察式に分類した評価法としてFASTがあります（**表12**）。ステージ1、2、3は病気以前の正常老化で、ステージ4、5、6、7がアルツハイマー病です。数字が大きいほどより重症であることを意味します。ステージ3とステージ4の決定的違いは進行するかしないかです。ステージ3が継続したりステージ2に戻ったりすることはあり得ますが、いったんステージ4になると必ず徐々に進行します（アルツハイマー病の診断が正しければ、ですが）。進行速度は個人差が大きいのですがFASTでは各ステージの目安期間が示されており、この期間から逸脱するような早い経過を示す場合はアルツハイマー病以外の疾患ないしは合併症の存在を考慮する必要があります。つまり、FASTは経過の予想や鑑別診断に役立つ分類です。本人や家族から日常生活の状態を聴取するだけで分類でき

表12 FAST（Functional Assessment Staging）分類

FAST ステージ	臨床診断	期間	特徴	具体例
1	正常	50年	主観的にも客観的にも機能低下なし	5-10年前と比べて機能低下なし
2	年齢相応	15年	主観的機能低下はあるが客観的にはなし	人の名前や物の場所をうっかり忘れる、約束を思い出せない
3	境界状態	7年	社会生活上の複雑な任務に支障、日常生活では機能低下は顕在化せず	人生で初めて重要な約束を忘れる、初めての場所への旅行のような複雑な作業で機能低下が明らかになる
4	軽度AD	2年	日常生活上の複雑な任務に支障	買い物で必要な物を必要なだけ買えない、お金の計算ができない（財布にやたらと小銭が増える）
5	中等度AD	18か月	日常生活上の基本的任務に支障	適切な服を選べない、定期的な入浴を忘れる、自動車の運転ができない、叫び声をあげる、睡眠障害
6a	やや高度AD	5か月	不適切な着衣	寝間着の上に普段着を着る、靴の左右を間違える
6b	〃	5か月	入浴を一人で行えない	湯の調節、浴槽への出入りができない、体を洗えない
6c	〃	5か月	用便を一人で行えない	用便後きちんと拭くのを忘れる、下着やズボンを戻すのが困難
6d	〃	4か月	尿失禁	用便を行う際の認知機能低下に起因して尿失禁が起こる
6e	〃	10か月	便失禁	用便を行う際の認知機能低下に起因して便失禁が起こる
7a	高度AD	12か月	語彙が最大限6つ	会話は単語あるいは短いフレーズに限定
7b	〃	18か月	理解できる語彙が1つ	すべての応答が「はい」であったり「いいえ」であったりする
7c	〃	12か月	歩行能力喪失	ステージ6では小刻み歩行や遅い歩行になる、ステージ7で歩けなくなる
7d	〃	12か月	座位保持能力喪失	介助なしでは椅子に座っていることができなくなる
7e	〃	18か月	笑う能力の喪失	笑ったり見慣れた人や物を認識したりすることができない
7f	〃		首がすわらなくなる	食べ物を認識できず噛めない、経管栄養が必要

AD：アルツハイマー病
（渡辺光法. Functional Assessment Staging（FAST）, 日本臨床増刊号. 2011 ; 69（8）: 450-4. より引用改変）

るので短時間で評価できます。FAST では軽度アルツハイマー病は 2 年で中等度に進み、中等度アルツハイマー病は 1.5 年でやや高度に進むとされていますが、もちろん現実の患者さんの進行速度は個人差が大きいので、ゆっくりとしか進まない場合もあります。

POINT

アルツハイマー病の臨床診断基準は不確実

・生きている間はだれも正確に診断できない

アルツハイマー病は最も数が多い

・軽度の段階で気づくのは困難
・中等度の段階で顕在化
・高度の段階で BPSD は目立たなくなる

5 血管性認知症、レビー小体型認知症、前頭側頭葉変性症

　ここではアルツハイマー病以外の4大認知症性疾患について概説します。

　アルツハイマー病の診断と同様に、血管性認知症、レビー小体型認知症、前頭側頭葉変性症の診断も簡単ではありません。**表13**は平成21-22年にかけて、厚生労働省が65歳以上の一般住民を対象に行った認知症有病率等調査の結果です。いずれの調査も認知症の専門医を擁する多施設の共同で行われたのですが、認知症と判定された人のうち、血管性認知症、レビー小体型認知症、前頭側頭葉変性症と診断された割合は施設・地域によって大差があることがわかります。たとえば血管性認知症は、施設によって137人中0人（0.0％）から136人中39人（28.6％）まで幅があります。レビー小体型認知症も、137人中0人（0.0％）から148人中15人（10.3％）まで幅があります。感染症でもないこれらの疾患の発現率が地域によってここまで異なるはずがないので、<u>施設によって診断能力に大差があったと考えざるを得ません</u>。認知症専門医であっても早期正確診断を必ずしもできないという科学的根拠が、

表13　認知症疫学調査における施設・地域差

	合計	利根町 筑波大学、	上越市 新潟大学、	大府市 国立長寿医療研究センター、	海士町 鳥取大学、	杵築市 福岡大学、	黒川町 佐賀大学、	栗原市※ 東北大学、
参加者数	3418	612	516	462	723	439	437	229
認知症と判定された人数（1）	768	160	136	137	148	100	63	24
（1）のうちADの占める割合	67.4%	67.5%	52.4%	95.1%	72.2%	73.0%	57.4%	
（1）のうちVDの占める割合	18.9%	19.4%	28.6%	0.0%	12.4%	20.0%	21.3%	
（1）のうちDLBの占める割合	4.6%	4.4%	1.9%	0.0%	10.3%	3.0%	6.4%	
（1）のうちFTLDの占める割合	1.1%	0.6%	1.9%	0.0%	0.0%	2.0%	2.1%	

AD：アルツハイマー病、VD：血管性認知症、DLB：レビー小体型認知症、FTLD：前頭側頭葉変性症
※栗原市は東日本大震災の影響で解析から除外。
(Ikejima C,et al. Multicentre population-based dementia prevalence survey in Japan：a preliminary report. Psychogeriatrics. 2012 Jun;12(2):120-3)

厚生労働省調査によって得られたと言えます。

ゆえに、一般臨床医が早期正確診断を目指す必要はどこにもありません。一般臨床医に求められるのは、①**典型例は見逃さない**、②**専門医の診断であっても独り歩きをさせない**、③**不用意な薬物療法をしない・させない**ということです。いくら診断が難しいといっても典型例は比較的簡単に診断できますので、ここでは典型的な症状を重点的に述べます。専門医の診断だからといって独り歩きさせてはいけない理由は、専門医の診断が当てにならないということもありますが、「後医は名医」ということもあります。一般臨床医だろうと専門医だろうと「競馬の予想屋」であることに変わりはありませんから、パドックに入った時点よりも最終コーナーを回った時点でレースを見たほうがより正しく予想できるのは当り前です。そして特にレビー小体型認知症に言えることですが、不用意な薬物療法は思わぬ悪化を招きますので、それをしない・させないのは非常に重要です。

血管性認知症

血管性認知症とは、脳梗塞や脳出血などが原因で認知症に至った状態を指します。認知症の原因疾患の中では、アルツハイマー病に次いで高い頻度です。

脳血管障害に関連して、記憶障害、片麻痺などの局所神経症候、意欲低下など多彩な症状がみられます。損傷された脳の場所の位置や範囲によって出現する症状がまるで異なります。血管性認知症は単一の疾患名ではなく複数の症候群の総称です。つまり**血管性認知症という疾患は存在しないのです**。それなのに認知症の原因「疾患」の１つとして血管性認知症を挙げるというのは、百年前からの慣例に盲目的に従っているに過ぎず、本来ならば不適切なのかもしれません。血管性認知症には複数の病理診断基準が提唱されているのですが、標準化された神経病理評価ガイドラインはありません（*Alzheimer Dis Assoc Disord. 2014; 28(3): 206-18*）。ここがアルツハイマー病との違いです。

1. 症状

アルツハイマー病では記憶障害が必発ですが、血管性認知症はそうではありません。損傷部位によっては遂行、注意、言語、視空間認知などの記憶以外の認知機能領域における障害が著しいので、記憶障害がないのに認知症状態になることもあり得ます。認知機能には変動がみられることがあります。午前中はしっかりしていたのに夕方からぼーっとして言葉が出ない、などです。

血管性認知症の人にうつ状態がみられることがあります。脳卒中後に29％の確

率でうつ状態がみられると報告されているので、脳卒中後遺症としてのうつ状態と解釈すべきなのかもしれません。また、脳卒中後のうつ状態の自然寛解率は、1年で15-57%と報告されています(Br J Psychiatry. 2013;202(1):14-21)。アパシーになることもあります。一見するとうつ状態と似ているのですが、本人が主観的には困っていないところが違います。うつ状態では何もやる気がなくなったことを苦にして思い悩み気分の落ち込みがみられるのですが、アパシーではそれを苦にしません。たとえば数日間洗面や入浴をせずに寝て過ごしても、本人は「別に困ってない」とけろっとしています。また、自己紹介されただけで感激のあまり泣き出す、ほんの些細なことで激しく怒りだすといった感情失禁がみられることがあります。

また血管性認知症では、病初期から小刻み歩行になる、歩行不安定になってよく転倒する、泌尿器科疾患がないのに頻尿や尿意切迫感などの泌尿器科的症状がある、といった身体症状がみられることがあります。アルツハイマー病では病初期から身体症状が出現することはまずありませんので、決定的な違いです。大脳基底核領域に脳血管障害がある場合は、振戦、筋固縮、寡動といったパーキンソン症状がみられることがあります。脳血管障害の部位・範囲にもよりますが、運動麻痺、感覚麻痺、言語障害、嚥下障害がみられることもあります。

2. 経過

脳卒中を起こしたことをきっかけに症状が急激に生じ、一定期間大きな変化なく横ばいで経過した後に、新たな脳卒中を起こしたことをきっかけに急激に症状が加わるという、いわゆる階段状増悪の経過をとるのが典型的です。しかしラクナ梗塞や白質病変を主体とする小血管病変性認知症の場合は徐々に進行するので、アルツハイマー病やレビー小体型認知症などの神経変性疾患との区別は必ずしも容易ではありません。図6に示すのは典型例の階段状増悪の経過模式図です。

3. 診断

頭部CTまたは頭部MRIで梗塞像・出血像が必ず認められます。アルツハイマー病の場合はこれが必ずしも認められるわけではありませんので、1つの違いになります。

臨床診断基準はさまざまありますが、NINDS-AIREN (National Institute of Neurological Disorders and Stroke-Association Internationale pour la Recherche et l'Enseignement en Neurosciences)の診断基準がよく用いられています。要点は、①認知症がある、②病歴、症候、画像などにより脳血管障害が証明される、③両者に因果関係がある、です。

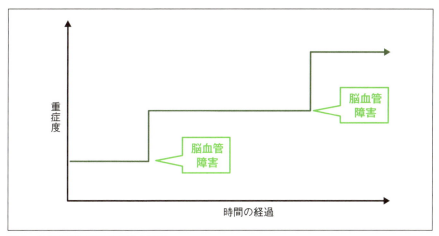

図6　血管性認知症の典型的な経過

4. 分類

NINDS-AIRENでは血管性認知症は6つに分類されています。
①多発梗塞性認知症
②戦略的部位の単一病変による認知症
③小血管病変性認知症
④低灌流性血管性認知症
⑤脳出血性血管性認知症
⑥その他

　多発梗塞性認知症は主に皮質領域の大小の脳梗塞が原因となり、典型的な階段状悪化をたどります。脳梗塞再発を予防できれば進行阻止可能な病態なので、ほかの認知症性疾患に比べれば救いがあるという見方もできますし、生活習慣病管理が最も重要となる病態という見方もできます。

　戦略的部位（認知機能に直接関与する部位）の単一病変による認知症は角回、視床、前脳基底部などの高次脳機能に重要な部位の脳梗塞で生じ、記憶障害などの認知機能低下、意欲低下、無為、せん妄が出現します。

　小血管病変性認知症は、前述のとおりラクナ梗塞や白質病変を主体とし、ときに緩徐進行性の経過を示すので、アルツハイマー病と区別困難な場合があります。

　低灌流性血管性認知症は、心停止、高度の血圧低下などの循環障害の後遺症として生じる認知症です。

表14 血管性認知症とアルツハイマー病の違い

	血管性認知症	アルツハイマー病
標準化された神経病理評価ガイドライン	ない	ある
記憶障害	必ずしも出現しない	必発
身体症状	初期から出現することがある	初期には出現しない
認知機能変動	みられることがある	普通はみられない
経過	典型的には階段状悪化だが緩徐進行性のときもある	緩徐進行性
頭部CTまたはMRI	脳血管障害が認められる	脳血管障害がある場合もない場合もある

　脳出血性血管性認知症は、視床出血、前頭葉皮質下出血などにおける中等大以上の脳内出血や、くも膜下出血などによって生じる認知症です。
　「その他」は上記のどれにもあてはまらない血管性認知症で、たとえば遺伝性血管性認知症であるCADASIL（Cerebral Autosomal Dominant Arteriopathy with Subcortical Infarcts and Leukoencephalopathy）などが挙げられます。

　表14に血管性認知症とアルツハイマー病の違いをまとめます。

レビー小体型認知症

　レビー小体型認知症は、認知症をきたす神経変性疾患の中ではアルツハイマー病に次いで多い疾患です。認知症に加えて幻視、パーキンソン症状、認知機能変動、レム睡眠行動障害などがみられます。**抗精神病薬に対する副作用が出現しやすい特徴があります。そのうえ抗コリン薬にも弱いという特徴があるので、レビー小体型認知症を見逃さないように気をつけるのは非常に重要です。**見逃して感冒症状にうっかりPL顆粒®を出すと、激しいせん妄を起こさせてしまい対応に難儀することになります。
　レビー小体型認知症は、神経病理所見では顕微鏡でレビー小体が認められます。2018年6月に公開されたICD-11では"Dementia due to Lewy body disease"とされています。レビー小体病（Lewy Body Disease：LBD）による認知症すなわちレビー小体が原因で起こる認知症です。レビー小体型認知症では主に大脳皮質にレビー小体が認められますが、パーキンソン病では主に脳幹にレビー小体が認められます。両者の臨床症状は同一ではないのですが、神経病理学的には両者は同一疾患

とみなされています。両者を合わせて「レビー小体病」ということもあります。レビー小体の主な成分は α シヌクレインタンパクです。主に神経組織内にみられる機能不明のタンパクで、これが異常蓄積することによってレビー小体が出現すると考えられています。なぜ異常蓄積するのかはわかっていません。多くの場合、アルツハイマー病と同じく老人斑がみられます。ただしその広がりはアルツハイマー病ほどではありません。国際的研究グループ（Consortium on Dementia with Lewy Bodies：CDLB）は、レビー小体に関する神経病理評価ガイドラインを提唱しています(*Neurology. 1996; 47:1113-24*)。

　レビー小体型認知症の人の脳では、コリンアセチルトランスフェラーゼの活性が低下しています。コリンアセチルトランスフェラーゼはアセチルコリン合成に必要な酵素なので、レビー小体型認知症の人の脳内ではアセチルコリンが不足していると推測されます。もしかするとそのせいで抗コリン薬による中枢神経系の副作用が出現しやすいのかもしれません。CDLB の 2017 年版報告書では、レビー小体型認知症の場合、抗コリン薬により認知機能や行動に悪い影響を与え、混乱状態や精神病状態に陥りうると指摘されています(*Neurology. 2017;89(1):88-100*)。また、線条体のドーパミン・レベルも低下していると報告されており、パーキンソン症状の原因と考えられています(*Alzheimer Dis Assoc Disord. 1990;4(2):87-95*)。

　地域住民に基づく研究の系統的レビューにおいて、認知症と診断された地域住民のうち、レビー小体型認知症の占める割合は 4.2％ と報告されています(*Psychol Med.2014; 44(4):673-83*)。これは厚生労働省の疫学調査結果とほぼ一致する数字です。ただし同じレビューにおいて、二次医療機関で認知症と診断された患者さんのうちレビー小体型認知症の占める割合は 7.5％ と高くなっていました。軽度認知障害 316 例を対象に、脳血流 SPECT（Single Photon Emission CT）の診断能を検証した臨床研究 J-COSMIC において、追加中央読影での読影者間の合意形成後の脳血流 SPECT 画像所見のうち、レビー小体型認知症パターンの占める割合は 18.7％ でした(*Ann Nucl Med. 2013;27(10):898-906*)。

　Florida Brain Bank における多数の剖検例を対象にした研究の報告によると、認知症の人 382 人のうち、LBD の病理所見がみられた割合は 26％ でした(*Alzheimer Dis Assoc Disord.2002; 16(4):203-12*)。久山町研究における多数の剖検例を対象にした研究の報告によると、認知症の人および認知症ではない人のうち LBD の病理所見がみられた割合はそれぞれ 31.2％ と 10.3％ でした(*Brain Pathol. 2008; 18(3):317-25*)。

　剖検シリーズで LBD の病理所見がみられた割合のほうが疫学調査でレビー小体

型認知症がみられた割合よりも高いことから、多くのレビー小体型認知症は臨床家によって見逃されていると推測できます。

1. 経過

レビー小体型認知症では、MMSEの点数は1年あたり3.4点悪化すると報告されており、アルツハイマー病とほぼ同等です（*Alzheimers Res Ther. 2014;6(5-8):53*）。ただし発症して1、2年で急速に症状が悪化し、死亡に至る例も報告されています。病理学的に確定診断されたアルツハイマー病63例、レビー小体型認知症42例、血管性認知症52例を対象にした後方視的研究によると、認知症発症から死亡に至るまでの期間の中央値は、アルツハイマー病、レビー小体型認知症ともに8年で差はありませんでした（*Psychogeriatrics. 2016; 16(5):305-14*）。

2. 症状

レビー小体型認知症では進行性認知機能低下（必須症状）に加えて認知機能変動、幻視、パーキンソン症状、レム睡眠行動障害の4つの中核症状がよくみられます。

①進行性認知機能低下

レビー小体型認知症の進行性認知機能低下は、アルツハイマー病とは異なり記憶障害が最も目立つ症状とならず、遂行・注意・視空間認知の低下が病初期から目立つのが特徴です。たとえば物事の段取りをうまくできない、簡単な引き算ができない、物の位置や向きを認識できないといった事象がよくみられます。レビー

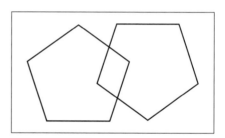

図7　二重五角形

小体型認知症患者は、MMSEの構成課題である二重五角形模写がうまくできない率が高いと報告されています（*J Neurol Neurosurg Psychiatry. 2001;70(4):483-8*）。**図7**が二重五角形です。複写された二重五角形に角が10個あり、1つの角が重なっていて、重なっている部分が四角形になっていれば正解です。視空間認知が悪いと、片側が四角形になったり重なっている部分が五角形になったりします。

②認知機能変動

中核症状の1つである認知機能変動は81％にみられます（*Neurology. 2015;84(5):496-9*）。かなり高い確率でみられるわけですが、それでも医師にとって捕捉しにくい症状だと思います。というのも定義があいまいだからです。典型例ではあたかもせん妄のように、朝はしっかりしていたのに夕には別人のように話が通じなくなるので

把握しやすいのですが、微細な変動の場合はなかなか気づかれません。介護者はよく、「ぼーっとしている」「夜よく寝ているのに昼間もずっと寝ている」などと訴えます。変動の期間は数秒のこともあれば数日のこともあります。介護者に、「日によって調子が違いますか？」「しっかりしているときとしっかりしていないときで差がありますか？」と直接問診した場合、レビー小体型認知症であってもアルツハイマー病であっても介護者は高い割合で「はい」と答えることがわかっています(Neurology. 2004;62:181-7)。では介護者にどう問診すればよいのでしょう。CDLBが推奨しているのは以下の4質問です。

(a) 話の流れがバラバラになったりするときはありますか？
(b) うとうとしたり不活発になったりすることが1日2回以上ありますか？
(c) 午後7時までの間の日中において、2時間以上眠っていますか？
(d) 長時間、何もないところを凝視することはありますか？

　4質問のうち3つ以上で「はい」という答えが返ってきた場合は、アルツハイマー病よりもレビー小体型認知症の確率が高いとされています(Neurology. 2004;62(2):181-7)。

③幻視

　繰り返し出現する具体的な幻視は70%にみられます(Neurology. 2015;84(5):496-9)。ただし、ベンゾジアゼピン受容体作動薬、H_2遮断薬、第一世代抗ヒスタミン薬などは幻視を伴うせん妄状態をきたすことがあるので、これらを使っていて幻視がある場合は、レビー小体型認知症と診断する前にまず医薬品をやめさせるのが原則です。前述の認知機能変動は典型例ではあたかもせん妄のようにみえます。つまりせん妄とレビー小体型認知症の鑑別は容易ではないので、疑わしい医薬品はすべて中止しなくては適切なケアのしようがないということになります。アルツハイマー病では病初期に幻視がみられるのはまれなので、医薬品あるいはアルコールなどの薬物の影響がないのに病初期から幻視がある場合は、レビー小体型認知症の可能性は83%とされています(Brain. 2006;129(Pt 3):729-35)。具体的な幻視の例としては、「寝室の布団の脇に子どもが座ってじっとこちらを見ている」「こたつの上に近所の人の生首が置いてあるのが見える」「蛇が壁をはっている」といった生々しいものです。「生首が置いてあるのに血が流れないので現実ではなく幻だと思った」と病識がある例もあれば、「息子が亡くなったはずの夫を連れて帰ってきたから夫の分の晩御飯を作った」と病識のない例もあります。「赤い物が器に入って行くのが見えた」などと抽象的な幻視もあります。布団の模様、壁の染みなどがあるとそこから幻視

が誘発されやすくなります。

④レム睡眠行動障害

レム睡眠行動障害は76％にみられます(*Neurology. 2011 ;77(9):875-82*)。睡眠中に大声を出したり激しい動きをしたりする病態です。夢を見ている間に起こるので、本人に異常行動の記憶がほとんどないのが特徴です。異常行動の記憶がないのは認知機能障害のせいではなく、それが夢を見ている間の出来事だからです。人間は一晩に複数回の夢をみると言われていますが、すべての夢の内容を毎朝完璧に覚えている読者は少数派だと思います。レム睡眠行動障害は認知機能低下に先行して出現することがあります。夢内容と一致する異常行動（あたかもだれかと話しているかのような大声の寝言、手足を動かして歩こうとする、布団を何度もたたく、隣の配偶者を殴るなど）が出現するので、一緒に寝ている人から病歴をとる必要があります。ベッドから転落などの事故が予想される場合は寝室環境を整備してもらう必要があります。

⑤パーキンソン症状

誘因のないパーキンソン症状は77％にみられます(*Neurology. 2015;84(5):496-9*)。動作緩慢、安静時振戦、筋固縮、姿勢反射障害などがみられます。パーキンソン病の場合は左右非対称に症状が始まるのに対して、レビー小体型認知症の場合は左右対称に始まることが多くあります。パーキンソン病では安静時振戦が目立ちますが、レビー小体型認知症では病初期には安静時振戦は目立たず、体幹・頸部の筋固縮が目立ちます。

CDLBの2017年版報告書が提唱する臨床診断基準では、必須症状の進行性認知機能低下に加えて、中核症状である認知機能変動、幻視、パーキンソン症状、レム睡眠行動障害の4つのうち2つ以上あれば臨床的にレビー小体型認知症と診断されます。注意しなくてはいけないのは、<u>中核症状がいくら揃っていようとも必須症状の進行性認知機能低下がなければレビー小体型認知症と診断されない</u>という点です。

3. 抗精神病薬への重篤な副作用

抗精神病薬への重篤な副作用が54％にみられます(*BMJ. 1992;305(6855):673-8*)。もともと抗精神病薬は統合失調症の治療に用いる鎮静薬（major tranquilizer）なのですが、不穏や興奮といった症状に対して鎮静目的で用いられることがあるのが現実です。自傷他害のおそれが著しく高く、ほかの手段がない場合は統合失調症以外で

表15 レビー小体型認知症とアルツハイマー病の違い

	レビー小体型認知症	アルツハイマー病
記憶障害	初期には目立たないことあり	必発
認知機能変動	81％の確率でみられる	普通はみられない
幻視	70％の確率でみられる	ないほうが多い
レム睡眠行動障害	76％の確率でみられる	ないほうが多い
パーキンソン症状	77％の確率でみられる	初期には出現しない
抗精神病薬への重篤な副作用	54％の確率でみられる	めったにみられない

(文献は本文中に記載)

も使用を検討せざるを得ない局面はあります。とはいえ、<u>レビー小体型認知症の人に抗精神病薬を用いると2人に1人以上の割合で重篤な副作用が現れるということは、事前に本人・家族に伝えておくべきデータです</u>。典型的な重篤な副作用はパーキンソン症状の急激な悪化です。日常生活動作が急激に低下したり急に転倒したりします。もともとパーキンソン症状がない人であっても、急激にパーキンソン症状が出現することもあるので要注意です。事前にどの患者さんに重篤な副作用が出るのかを予想する手段はありません。そのほか、悪性症候群のような突発性の過鎮静、意識障害、筋固縮、無動が起こることもあります。レビー小体型認知症の可能性がある人には抗精神病薬を使わないに越したことはありません。

表15にレビー小体型認知症とアルツハイマー病の違いをまとめます。

前頭側頭葉変性症

1. 分類

前頭葉や側頭葉の萎縮が目立つタイプのさまざまな認知症を総称して、前頭側頭葉変性症（Fronto-Temporal Lobar Degeneration：FTLD）といいます（**表16**）。

表16 前頭側頭葉変性症の種類

前頭側頭葉変性症	（行動異常型）前頭側頭型認知症
	意味性認知症
	進行性非流暢性失語症

主に前頭葉の症状が目立つタイプが（行動異常型）前頭側頭型認知症、言葉の意味がわからなくなるタイプが意味性認知症、言葉を喋りにくくなるタイプが進行性非流暢性失語症です。前二者は厚生労働省によって難病に指定されています。これらをまとめて前頭側頭葉変性症と称します。神経病理学的には前頭側頭葉変性症は

蓄積タンパクによってさまざまな疾患として分類されます。FTLD-tau、FTLD-TDP、FTLD-FUS、FTLD-UPS などです。アルツハイマー病はアミロイドとリン酸化タウが沈着する単一疾患ですが、前頭側頭葉変性症は沈着するタンパク質が事例によってさまざまなので、単一疾患とみなすことはできません。よくある誤解は「前頭側頭葉変性症とはピック病のこと」です。約百年前に、大脳の神経細胞内にピック球という異常構造物が出現する単一疾患としての「ピック病」という概念が提唱されたのですが、当初よりピック球がないのにピック病と同じような臨床症状を示す事例があることがわかっていました。ゆえに「前頭側頭葉変性症の一部はピック病である」「ピック病であれば前頭側頭葉変性症である」という理解は正しいのですが、両者が同一のものであるという理解は正しくありません。前頭側頭葉変性症を最初に症例報告した医師がアーノルド・ピックなので、ピック病という病名が有名になっているのだと思います。

　神経病理学的な分類は臨床症状とあまり相関しないことがわかっています。臨床的に進行性非流暢性失語症と診断された58人の剖検に関する報告では、神経病理学的には45％がアルツハイマー病、そのほかが前頭側頭葉変性症と診断されました（Brain. 2014;137(Pt 4):1176-92）。運動ニューロン疾患を伴うことがあります。

① （行動異常型）前頭側頭型認知症

　（行動異常型）前頭側頭型認知症は、前頭葉の機能不全が原因でさまざまな行動異常が目立ちます。人体を自動車にたとえると、前頭葉はアクセルおよびブレーキに該当します。アクセルが効かなくなると意欲が低下し、何事にも無関心になります。風呂に入る気がしない、着替える気がしない、汚れた服を着ても気にならない、他人から変な目で見られても気にならないという状態になります。これが「自発性の低下」です。一方、ブレーキが効かなくなると行動に歯止めがかからなくなります。おやつを見て食べたいと思うところまでは動物としての本能ですが、社会人であれば食べてはいけない状況なら食べないよう本能にブレーキをかけます。駄菓子屋で好きなお菓子を見て食べたいと思っても、お金を払わずその場で食べてしまう大人はいません。ところがブレーキが効かなくなると、大人であっても本能のままその場で食べてしまいます。傍目には窃盗ですが本人には故意がないのです。これが「脱抑制」です。また、一度日課が頭に入るとそれを毎日繰り返そうとします。たとえば9時から10時まで散歩するという日課が頭に入ると、晴れの日も雨の日も雪の日も台風の日も同じコースを同じ速度で毎日歩こうとします。普通の大人なら天候に合わせて日課を変更するものですが、ブレーキが効かないため「時刻表的

生活」になってしまいます。自分のしたいことを他人から注意されたり制止されたりすると激怒します。「易刺激性」などと表現されますが、他人から注意されて怒りが生じるところまでは本能です。その本能にかかるべきブレーキがまったくかからないので、周囲の目には激怒しているように見えるのです。アクセルもきかず自分に対する関心もなくなっているので、通常は気分の落ち込みは目立ちません。これが同じ無関心でもうつ病との決定的な違いです。周りの刺激に左右されやすいという特徴もあります。たとえば相手が首をかしげるのを見て同じように首をかしげる反響行為（模倣行為）、相手の言葉をそのままおうむ返しに応える反響言語、目に入った看板の文字をいちいち読みあげる強迫的音読などがあります。ブレーキが効いておらず刺激のままに振舞ってしまうので、このような行動がみられるわけです。

　（行動異常型）前頭側頭型認知症はアルツハイマー病患者に比べて触法行為を起こす確率が高いことが報告されています。認知症の人2397人の医療記録を対象にした後方視的研究によると、触法行為がみられた確率はアルツハイマー病の場合は7.7％にとどまったのに対し、（行動異常型）前頭側頭型認知症の場合は37.4％に上り、アルツハイマー病と比べ（行動異常型）前頭側頭型認知症でより多くみられた触法行為は窃盗、交通違反、性的な働きかけ、住居侵入、立ち小便でした（*JAMA Neurol. 2015;72(3):295-300*）。触法行為がみられた場合は、（行動異常型）前頭側頭型認知症の初期症状である可能性を検討したほうがよいでしょう。

　②**意味性認知症**
　意味性認知症は、側頭葉の機能不全が原因でさまざまな言語障害が目立ちます。人体をコンピューターにたとえると、側頭葉は辞書機能を受けもつ部位です。辞書機能がうまく働かなくなるのが原因で単語の意味が理解できなくなります。たとえば「生年月日をおっしゃってください」と尋ねられても、「生年月日」という単語の意味が理解できないので「セイネンガッピって何ですか」と聞き返したり「それはわからないですね」と答えたりします。単語の意味が理解できないので物品の名称も出てきません。たとえばえんぴつ、時計、鍵、スプーン、歯ブラシなどの日常でよく使う物品を見せられてもすべてを正しく呼称できなかったりします。

　厚労省の指定難病診断基準では、富士山や金閣寺の写真を見せられて山や寺ということは理解できても特定の山や寺と認識できない例や、信号機を提示されても「信号機」と呼称できず「見たことない」「青い電気が点いとるな」などと答えたりする例が挙げられています。信号の意味がわからないということは、自動車運転した

場合に交通トラブルを起こしやすいということになります。

　家族の顔がわからないというのはアルツハイマー病なら高度の段階ですが、意味性認知症では軽度の段階でも現れることがあります。

　③**進行性非流暢性失語症**

　進行性非流暢性失語症では言葉が出にくくなります。努力性、とぎれとぎれの発語をし、吃音、構音障害、錯語、失文法を伴う例があります。

2. 経過

　前頭側頭葉変性症はアルツハイマー病よりも早く進行すると報告されています。年齢、教育年数、MMSE点数をマッチさせた前頭側頭葉変性症患者70人とアルツハイマー病患者70人の経過を比較した研究によると、MMSEの1年あたりの低下速度は前頭側頭葉変性症が6.7点、アルツハイマー病が2.3点でした（*Neurology. 2005; 65(3):397*）。

　前頭側頭葉変性症患者177人とアルツハイマー病患者395人を対象にした研究によると、症状発現から死亡までの期間の平均±標準偏差は、前頭側頭葉変性症8.7±1.2年に対しアルツハイマー病11.8±0.6年で、前頭側頭葉変性症のほうが短かったのですが、意味性認知症に限定すると11.9±0.2年で、アルツハイマー病と変わりありませんでした（*Neurology. 2005;65(5):719-25*）。前頭側頭葉変性症患者61人の経過を調べた研究では、経過中に運動ニューロン疾患が発生すると生存期間が短い傾向がみられました（*Neurology. 2003;61(3):349-54*）。アルツハイマー病に比べると、生存期間は短い傾向があるものの個人差が大きいと言えそうです。

3. 薬物治療

　行動障害を標的に抗うつ薬を使うことがあります。前頭側頭葉変性症患者26人を対象に、トラゾドンの精神症状への効果を検証したプラセボ対照無作為化二重盲検クロスオーバー比較試験では、プラセボに比べ有意な改善がみられ、特に興奮、攻撃、うつ、食行動異常に効果がみられました（*Dement Geriatr Cogn Disord. 2004;17(4):355-9*）。ただし、すべての試験がうまくいったわけではありません。前頭側頭葉変性症患者10人を対象にパロキセチンの精神症状への効果を検証したプラセボ対照二重盲検クロスオーバー比較試験では、パロキセチンとプラセボに有意差はなく、パロキセチンは認知機能をむしろ悪化させる傾向がみられました（*Psychopharmacology (Berl). 2004;172(4):400-8*）。

　前頭側頭葉変性症を対象に抗認知症薬を投与する臨床試験がいくつか実施されていますが、いずれも成績はよくありません。前頭側頭葉変性症患者36人を対象に

表17　前頭側頭葉変性症とアルツハイマー病の違い

	前頭側頭葉変性症	アルツハイマー病
神経病理	異常蓄積したタンパク質によってさまざまに分類され、ひとくくりにできない。	老人斑と神経原線維変化を特徴とする。
行動	取り繕わない。他人の目を気にする素振りがない。	取り繕う。家族の前と他人の前で行動が違う。
記憶	言葉の意味が優先的に障害されることがある。	直近の出来事を思い出すのが難しい。

　非盲検でガランタミンを投与した研究では、前頭葉行動異常に対する効果はみられませんでした（*Dement Geriatr Cogn Disord. 2008;25(2):178-85*）。（行動異常型）前頭側頭型認知症患者24人を対象に、非盲検でドネペジルを投与した症例としなかった症例を比較した研究では、ドネペジルによる行動異常改善効果は観察されず、むしろドネペジルを投与された群で悪化がみられました（*Am J Geriatr Psychiatry. 2007;15(1):84-7*）。国内においても、1例報告ですがドネペジルによる精神症状・行動障害の悪化が疑われた前頭側頭型認知症の事例が報告されています（*精神医学. 2009; 51(7): 689-91*）。これらの科学的根拠により、**前頭側頭葉変性症に抗認知症薬を投与してはならない**と言えます。

　前頭側頭葉変性症とアルツハイマー病の違いは**表17**のとおりです。

POINT

血管性認知症
- 突然発症、階段状悪化
- 脳画像で脳血管障害
- 歩行不安定、うつ、アパシー

レビー小体型認知症
- 認知機能変動、幻視、レム睡眠行動障害、パーキンソン症状
- 薬の副作用が出やすい

前頭側頭葉変性症
- 行動異常、意味記憶の障害
- 抗認知症薬無効

Lesson 2

画像診断の意義と限界

1. 主目的は脳外科疾患の除外診断 44
2. VSRAD 誤用にご用心 49
3. 脳血流シンチグラフィの有用性と限界 52
4. ドーパミントランスポーターシンチグラフィ（ダットシンチ）と MIBG 心筋シンチグラフィ 57

1 主目的は脳外科疾患の除外診断

　脳血流シンチグラフィ、脳機能 PET、ドーパミントランスポーターシンチグラフィ（ダットシンチ）といった脳機能画像は、認知症診断に必須ではありません。むしろ多くの認知症診断ガイドラインは、認知症疑い例に脳機能画像検査をスクリーニング的に行わないよう推奨しています。診断に迷い、なおかつ検査結果によって治療方針が変わる場合のみ、脳機能画像検査は実施されます。画像診断の主目的はあくまで脳外科疾患の除外診断です。脳外科疾患の除外診断に重要なのは脳機能画像検査よりも脳形態画像検査なので、ほとんどすべての認知症診断ガイドラインは、認知症が疑われる人全員に一度は脳形態画像検査を実施することを推奨しています。ただしそれは脳萎縮評価が主目的ではありません。脳形態画像は頭部単純 CT（頭部 CT）または頭部単純 MRI（頭部 MRI）です。頭部造影 CT または頭部造影 MRI は必要ありません。

慢性硬膜下血腫

　慢性硬膜下血腫は頭蓋骨の下にある硬膜と脳の隙間に血腫が溜まる病気です。血腫が大きいとさまざまな症状がみられます。軽い頭部外傷後の慢性期、すなわち 2、3 週間以降に頭痛、片麻痺、歩行障害、精神症状が現れます。いつの間にか始まった頭痛、少しぼーっとする、物忘れをする、意欲が出ない、眠いなどが典型的な主訴です。どれも非特異的な症状なので、問診だけでアルツハイマー病やうつ病と鑑別するのは相当困難です。頭部画像検査を面倒がって行わず、物忘れがあるから抗認知症薬処方、意欲がないから抗うつ薬処方といった症状に対して薬を出すだけの安易な医療をしていると、いつかこの病気を見落として患者さんに大きな不利益を与えることになります。抗認知症薬や抗うつ薬で慢性硬膜下血腫が治ることは絶対にありません。

　慢性硬膜下血腫の危険因子は脳萎縮です。つまり高齢者に起こりやすいです。常習飲酒者は脳萎縮を来しやすいので、常習飲酒も危険因子です。酔うと転倒して頭を打ちやすいという危険も加わります。抗凝固薬を飲んでいる人も、この病気にな

りやすいです。慢性硬膜下血腫を発症した人のうち28％が常習飲酒者、21％がワルファリンなどのクマリン系抗凝固薬使用者、13％がアスピリン使用者、5％がヘパリン使用者と報告されています(Neurosurg Rev. 1992;15(1):21-5)。むち打ち程度の軽い頭部外傷でも慢性硬膜下血腫の原因になることがあるので、本人が頭部外傷のことを覚えていないことはよくあります。

　頭部CTまたは頭部MRIを実施すれば、治療の必要がある大きな慢性硬膜下血腫を見落とすことはまずありません。なお頭部MRIのほうが感度は優れているので、可能であればMRIを選択すべきでしょう(AJR Am J Roentgenol. 1988;150(3):673-82)。頭部外傷直後に脳形態画像検査を行い、異常がないことが確認されたにもかかわらず、その後数週間かけて徐々に慢性硬膜下血腫が形成され症状発現するといった事例もよくあります。頭部外傷直後のCT／MRIで異常がなかったことを理由に数週後の慢性硬膜下血腫の可能性を除外することはできません。

　慢性硬膜下血腫の診療ガイドラインは存在しませんが、血腫による脳への圧迫が強く脳の正中偏位がみられる場合や、症状の原因が血腫であると強く疑われる場合には、手術が選択されることが多いようです。穿頭血腫除去術が行われます。血腫除去により症状改善が期待できます。血腫が自然消失する症例も報告されており、手術せずに経過観察される場合もあります(Surg Neurol. 2000;53(4):312-5)。いずれにしても慢性硬膜下血腫は治療可能性のある疾患であり、認知症性疾患と診断する前に必ず除外診断するよう多くの認知症ガイドラインで推奨されています。

正常圧水頭症

　正常圧水頭症は頭蓋内に髄液が余分に溜まっているにもかかわらず、頭蓋内圧は上がらない病気です。頭部形態画像で脳室拡大や高位円蓋部狭小化といった髄液が貯まっている所見がみられる割に、腰椎穿刺による髄液検査において脳脊髄圧が正常範囲です。クモ膜下出血、頭部外傷などが原因で起こる続発性正常圧水頭症と、原因がよくわからないまま起こる特発性正常圧水頭症があります。主な症状は歩行障害、認知機能障害、排尿障害です。これらの症状はいずれも脳外科治療によって回復するかもしれないので、早期に正常圧水頭症に気づくのは重要と考えられています。特発性正常圧水頭症には診療ガイドラインがあります(日本正常圧水頭症学会．特発性正常圧水頭症診療ガイドライン)。

　初期から目立つ症状は歩行障害です。脳外科治療で最も改善が見込まれるのも歩行障害です。小刻みで、すり足で、外股で左右に大きく足を広げた不安定な歩き方

になります。特に歩行開始や方向転換の際に時間がかかるようになります。ペンギンの歩き方をイメージするとわかりやすいかもしれません。よく転倒します。図1が歩き方のイメージです。

認知機能障害は記憶力の低下よりも精神運動速度の低下、注意障害、遂行機能障害、アパシーが目立ちます。排尿障害は初期のうちは頻尿というかたちで出現しますが、進行すると尿失禁が目立ってきます。

歩行障害、認知機能障害、排尿障害は、ほかの疾患でみられたり加齢によってみられたりしますので、正常圧水頭症に特異的な症状とは言えず、臨床症状だけから鑑別診断するのは困難です。たとえば血管性認知症でもこの3症状は出現します。レビー小体型認知症のパーキンソン症状による歩行障害は、神経内科医が診察すれば正常圧水頭症の歩行障害とまったく違うものとして簡単に鑑別診断できるでしょうが、一般臨床医にとっては両者の見分けは難しいかもしれません。そもそも加齢とともにだれしも歩きにくくなるものです。

そうするとここでも有用なのは画像診断ということになります。正常圧水頭症の場合、CTやMRIでは脳室拡大がみられ、くも膜下腔はシルビウス裂とそれ以下で拡大し高位円蓋部で狭小化しています。特発性正常圧水頭症の場合、脳脊髄液は脳室およびくも膜下腔のうちシルビウス裂より以下の部分に貯留し、くも膜下腔の高位円蓋部で減少しています。くも膜下腔は脳脊髄液で満たされているので、画像検査では脳脊髄液の減少を反映して、くも膜下腔の高位円蓋部における狭小化がみられます。アルツハイマー病による脳萎縮の場合も脳室拡大はみられますが、くも

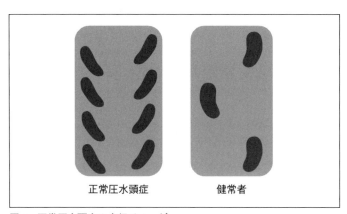

図1　正常圧水頭症の歩行イメージ

膜下腔の高位円蓋部における狭小化はみられませんので、アルツハイマー病との鑑別に有用とされています。この所見は通常の水平断のCTまたはMRIでは捉えることが難しいので、冠状断のMRIが特発性正常圧水頭症診療ガイドラインで推奨されています。脳血流シンチグラフィによってもアルツハイマー病と鑑別診断できることがあります。すなわち、脳梁周囲、シルビウス裂周囲での血流低下ならびに高位円蓋部の血流増加がみられます。高位円蓋部の血流増加は、くも膜下腔が高位円蓋部で狭小化し灰白質の密度が高くなっていることの反映です。

　腰椎穿刺で髄液を試験的に排除し、症状改善の有無をみる髄液排除試験が手術適用の判定に使われます。手術法は余分に溜まった脳脊髄液を脳以外の別の体内に排泄する短絡術（シャント術）です。腰椎腹腔短絡術（L-Pシャント）または脳室腹腔短絡術（V-Pシャント）が多く選択されます。系統的レビューによると、手術を受けた人の59％は歩行障害、認知機能障害、排尿障害のうち少なくとも1つで症状改善します（*Neurosurgery. 2001;49(5):1166-84*）。特に歩行障害の改善率が良好です。特発正常圧水頭症患者の少なくとも5人に1人は、アルツハイマー病を合併しています（*J Neurosurg. 2016;124(2):382-8*）。この場合、手術によって歩行障害は改善しても、認知機能障害は改善しないことになります。

POINT

一度はCTかMRIを実施せよ

・検査なしの脳外科疾患除外はほぼ不可能
・診断できれば治療可能性あり

慢性硬膜下血腫の可能性

・頭部外傷直後の画像検査では異常が出ないことも
・頭部外傷歴がはっきりしないこともある

特発性正常圧水頭症の可能性

・歩行障害、排尿障害、認知機能障害
・脳室拡大と高位円蓋部脳溝狭小化

2 VSRAD 誤用にご用心

　典型的なアルツハイマー病では、海馬や海馬傍回といった内側側頭葉の萎縮が目立ちます。血管性認知症やレビー小体型認知症のような、内側側頭葉の萎縮が目立たないタイプの認知症からアルツハイマー病を鑑別する場合、内側側頭葉萎縮の有無によって感度91％、特異度94％でアルツハイマー病病理診断を弁別できたという報告があります（Brain. 2009; 132(Pt1): 195-203）。

　頭部MRIの画像情報をもとに内側側頭葉の萎縮の程度を数値化し、アルツハイマー病の早期診断を支援するソフトがあります。それが抗認知症薬を製造販売している製薬会社によって製造販売されているVSRAD（Voxel-based Specific Regional analysis system for Alzheimer's Disease）です。VSRADは内側側頭葉の萎縮の程度を「Zスコア」として数値化します。Zスコアが高いほど内側側頭葉の萎縮が強いことを意味します。

　ただしZスコアだけでアルツハイマー病を診断できるわけではありません。たとえば前頭側頭葉変性症ではその名のとおり側頭葉の萎縮が目立ちますので、アルツハイマー病ではないのにZスコアが高く出る可能性があります。正常圧水頭症では側脳室下角が拡大することによって海馬が見かけ上萎縮しているように見え、アルツハイマー病ではないのにZスコアが高く出る可能性があります。Zスコアだけに着目してしまうと、何でもかんでもアルツハイマー病と誤診してしまいかねないのです。

　脳の一部分だけを読影するのではなく、脳全体を読影すればこの罠を回避することができます。言い換えると、VSRADの解析結果を適切に解釈するためには、脳全体を読影する必要があります。つまり、ソフトがあってもなくても読影の手間は変わらないわけです。

　VSRADパンフレットの「ご使用における同意事項」の欄には、「**本ソフトウェアは医療関係者が研究目的に使用することを前提としており**」と記載されています。ゆえにVSRAD解析結果を基に医学論文を執筆したり学会発表したりするのが正しい使い方であり、診療目的に使用するのは誤用と言えそうです。

実は VSRAD 解析結果レポート用紙にもこのことは明記されています。レポート用紙の最上段に赤字で書かれているメッセージは以下のとおりです。

"Not for Diagnosis"

　以下、よくある誤解について述べます。まず、VSRAD の結果のみでアルツハイマー病を否定も肯定もできません。<u>アルツハイマー病診断の基本は除外診断です。症状と経過を基にした医師の総合的な判断が必要となります。</u>また、確かに内側側頭葉萎縮の有無は重要な情報ではありますが、それでも病理学的診断と 100％一致するわけではありません。海馬萎縮が目立たないアルツハイマー病患者や海馬萎縮著明な正常高齢者がいてもおかしくないのです。ゆえに「VSRAD で Z スコアが 3 点以上なのでアルツハイマー病です」や、「VSRAD で Z スコアが 1 点未満なのでアルツハイマー病は否定的です」といった判断はあり得ません。Z スコアは複数の健常者の頭部 MRI データから構成された健常者データベースおよび被験者の頭部 MRI データを用いて算出されますが、健常者データベースと被験者とでは撮影条件が異なるため、VSRAD 解析結果は撮像機種、施設によって差が出ます。さらに言えば、同一施設、同一機種、同一被験者でも解析結果は変動します。撮影時の被験者の眼球や血管に由来するアーチファクト（偽像）によって Z スコアが変動すると考えられています（日本放射線技術学会雑誌. 2006;62(9):1353-8）。ゆえに、たとえば同じ患者さんに 1 年に 1 回頭部 MRI を撮影して Z スコアを経時的に追跡したとしても、その数字に臨床的意味があるかどうかは不明です。再現性に課題があるので、「VSRAD で Z スコアの数字が悪化しているのでアルツハイマー病が悪化しています」といった判断はあり得ません。VSRAD は国内治験でその有用性を検証されておらず、保険適用もありません。

　2014 年 9 月、レビー小体型認知症へのドネペジル適用拡大が承認されました。2015 年 5 月、VSRAD の新しいシリーズがリリースされ、レビー小体型認知症に関する指標である「背側脳幹/内側側頭部の萎縮比（VOI 間萎縮比）」が追加されました。レビー小体型認知症では背側脳幹の萎縮が目立ち、内側側頭部の萎縮が目立たない傾向があることから、この指標が追加されました。ただし、「ご使用における同意事項」における「<u>本ソフトウェアは医療関係者が研究目的に使用することを前提としている</u>」という記載に変更はありません。あくまで研究目的が前提であって、この指標のみをもってレビー小体型認知症と診断するのは誤用です。

どうしてもMRIでレビー小体型認知症の特徴を捉えたいのであれば、検査技師に撮像中の本人の様子を聞いてみるのがお勧めです。MRIは撮像中に騒音が鳴るのですが、日中の眠気が強い人は騒音にもかかわらず気持ちよさそうにいびきもかかずに熟眠します。これはレビー小体型認知症の中核症状の1つである「認知機能変動」に由来している可能性があるので、MRI撮像中にいびきもかかずに熟眠した場合はレビー小体型認知症を疑う、という使い方のほうがよいかもしれません。

POINT

大前提	・VSRADは研究目的のソフト ・Not for Diagnosis
事実	・再現性に課題 ・保険適用なし
限界	・Zスコアだけでは診断不可 ・脳全体を読影する必要あり

3 脳血流シンチグラフィの有用性と限界

　脳血流シンチグラフィは脳の血流を評価する検査です。神経変性疾患の鑑別、脳血管障害の評価、てんかん焦点（てんかん発作を起こしやすい脳の一部分）の検出などの目的で使われます。認知症性疾患の大半は神経変性疾患または血管性認知症なので、脳血流シンチグラフィが診断に重大な役割を果たす場合があります。CTやMRIでは萎縮が目立たない、疾患の初期段階であっても、脳血流シンチグラフィでは明らかな血流低下が認められることがあります。代表的な4大認知症の脳血流低下パターンを表1に示します。いずれも典型例の血流低下パターンです。中にはどのタイプの認知症なのかよくわからない非典型的な血流低下パターンを示す事例もあります。

　血流低下や増加を健常者から求めたデータベースと比較して統計学的に評価する3D-SSP（Three-dimensional Stereotactic Surface Projection）やeZIS（easy Z-score Imaging System）といった画像統計解析ソフトがあり、これらのソフトは解析結果が医師国家試験に出題される程に普及していますが、診断の補助的役割にとどまります。画像統計解析だけで診断できるわけではなく視覚評価も重要である点に注意しましょう。

アルツハイマー病

　認知症の人70人、健常者14人の生前の脳血流シンチグラフィ所見と死後の神経

表1　4大認知症の脳血流低下パターン

アルツハイマー病	側頭頭頂連合野や後部帯状回から楔前部にかけての血流低下が目立つ。一次感覚運動野の血流は比較的保たれる。
レビー小体型認知症	アルツハイマー病とよく似た血流低下パターンを示す。それに加えて後頭葉の血流低下がみられる。
前頭側頭葉変性症	前頭葉と側頭葉の血流低下が目立つ。
血管性認知症	脳血管障害部位の血流低下が目立つ。前頭葉の血流が低下していることもある。

病理所見を比較した研究によると、アルツハイマー病病理診断をゴールドスタンダードとした場合、脳血流シンチグラフィのアルツハイマー病血流低下パターンの診断能は感度63％、特異度82％でした（Neurology. 2001;56:950-6）。同じ研究で、アルツハイマー病臨床診断基準の診断能は感度59％、特異度87％でしたので、あまり大きな差はありません。脳血流シンチグラフィの結果と病理診断が完全一致するわけではないのです。ほとんどすべての認知症ガイドラインでは脳血流シンチグラフィをルーティンでやらないよう推奨していますが、その根拠の1つはこの診断能の限界です。臨床診断基準とほぼ同じ感度と特異度ならば、脳血流シンチグラフィを全例に実施するのではなく臨床診断基準どおりに丁寧に診察せよ、ということです。とはいえ、症例によってはどれだけ丁寧に診察しても診断に迷うことはあります。たとえば独居の人の場合、その人の日常生活の様子を客観的に見ている人がいないので、どうしても診断に重要な情報が得られません。診断に迷い、かつ検査結果によって今後の治療方針が変わる場合は、脳血流シンチグラフィをオーダーすべきだと思います。

レビー小体型認知症

　レビー小体型認知症の脳血流低下パターンはアルツハイマー病と似ていますが、特徴的なのは後頭葉に血流低下が見られることです。ただし、PET検査における後頭葉の糖代謝低下に比べると診断能は劣るとされています。臨床的に診断されたレビー小体型認知症患者23人、アルツハイマー病患者50人、健常者20人を対象に脳血流シンチグラフィ所見と臨床診断を比較した研究によると、脳血流シンチグラフィの後頭葉血流低下でレビー小体型認知症をほか2群から弁別した際の診断能は感度65％、特異度87％でした（Neurology. 2001;56(5):643-9）。特異度は高いのですが感度はそれほどでもないので、後頭葉血流低下がないことを理由にレビー小体型認知症を除外診断することはできないことになります。国際的研究グループ（CDLB）の2017年版報告書では、感度と特異度が十分ではないので後頭葉血流低下を指標的バイオマーカーと認定することはできないと指摘されています。

前頭側頭葉変性症

　前頭側頭葉変性症疑い134例を2年間フォローし、2年後に下された前頭側頭葉変性症の臨床診断をベースライン時の検査で予測できるかを調べた研究（Arch Neurol. 2007;64:830-5）があります（**表2**）。

表2　前頭側頭葉変性症が疑われた134例において示された臨床診断基準、MRI、SPECT／PETの予測能の比較

ベースライン時診断・検査	感度※	特異度※
臨床診断基準	36.5%	100%
MRI	63.5%	70.4%
SPECT／PET	90.5%	74.6%

※ゴールドスタンダードは2年後の臨床診断基準による診断結果。
(Mendez MF, et al. Accuracy of the clinical evaluation for frontotemporal dementia. Arch Neurol. 2007;64(6): 830-5)

　この研究によると、前頭側頭葉変性症の臨床診断基準を満たす人のうち90.5%は、2年前から既に前頭葉の血流低下ないしは糖代謝低下の所見がみられていたと報告されています。つまり脳血流シンチグラフィによって前頭側頭葉変性症の除外診断が容易になるということです。MRIも感度63.5%、特異度70.4%とある程度の診断能はありますが、脳機能画像の診断能に比べれば明らかに劣ります。前頭側頭葉変性症の専門医であれば、脳萎縮パターンを専門的に読影することによって脳形態画像だけで診断することも可能でしょうが、専門医以外は脳機能画像に頼ったほうが無難です。主に前頭葉の症状が目立つタイプである（行動異常型）前頭側頭型認知症の場合、現れる症状は文字どおり異常行動です。しかし統合失調症や躁うつ病といった精神疾患においても異常行動はみられます。両者を臨床症状のみで鑑別するのは困難です。その証拠に、この研究は前頭側頭葉変性症の専門医によって行われたのにもかかわらず、ベースライン時の臨床診断基準の感度はたったの36.5%です。専門医でも半分以上を見落とすのです。非専門医が前頭側頭葉変性症を早期診断できないのは当然です。
　異常行動のある人の診断が前頭側頭葉変性症か精神疾患かで、その後の対処方針は決定的に異なります。たとえば卑猥な言葉を口にする、異性を触るといった性的逸脱行動が問題になっている場合、精神疾患であれば向精神薬による薬物治療の対象になりますが、前頭側頭葉変性症であれば必ずしもそうはなりません。ゆえに診断に迷った場合は脳血流シンチグラフィをオーダーすべきと言えるでしょう。

軽度認知障害

　軽度認知障害の人に脳血流シンチグラフィを勧める必要はありません。軽度認知障害の日本人を対象に脳血流シンチグラフィを実施した観察研究"J-COSMIC"によると、脳血流シンチグラフィ所見によって軽度認知障害からアルツハイマー病への

3年以内の進展を予想した場合、感度76％、特異度39％でした(*Ann Nucl Med. 2013;27(10):898-906*)。つまり、認知症でない人の半数以上が認知症血流低下パターンを示したことを意味します。軽度認知障害のアメリカ人を経過観察した臨床研究"US-ADNI"によると、アルツハイマー病への進展を最も正確に予想したのは頭部MRIでもPETでも髄液検査でもなく心理検査でした(*Alzheimers Dement. 2014;10(6):704-12*)。つまり、頭部MRIや核医学検査や髄液検査で悪い結果が出た場合でさえ、軽度認知障害の人は必ずしも認知症に進展しないことを意味します。この程度の診断能にとどまるので、高額な核医学検査を軽度認知障害の人に行う必要性は乏しいと言えます。軽度認知障害の人に抗認知症薬を投与しても無効だという科学的根拠があるので、検査結果によって対処方針が変わることもありません。ゆえに精査すべきでないとさえ言えます。しかし、なかには熱心に精査を希望する人もいます。科学的根拠や医師の考えだけではなく患者さんの意向も考慮に入れるのがEvidence-Based Medicine（EBM）なので、患者さん本人が検査費用や検査陽性でも治療薬はないことを理解したうえで、それでも熱心に精査を希望した場合は、軽度認知障害の人であっても脳血流シンチグラフィを実施をしてもよいということになります。

　では検査結果をどのように説明すべきでしょうか。検査陰性、すなわち脳血流が正常範囲だった場合の説明は簡単です。認知症のおそれは当分なさそうです、と伝えるだけで済みます。問題は検査陽性、すなわち何らかの認知症性疾患の血流低下パターンがみられた場合の説明です。アルツハイマー病の神経病理所見（老人斑、神経原線維変化）はアルツハイマー病を発症する10-20年前から脳内に出現すると考えられていますので、軽度認知障害の人にアルツハイマー病血流低下パターンがみられた場合、将来アルツハイマー病を発症する危険性が高いことは確実です。ただ、その危険性がどの程度なのかはだれにもわからないのが実情です。特異度39％ということは、アルツハイマー病を発症しなかった人のうち半分以上は3年前の脳血流シンチグラフィで血流低下がみられたことを意味します。「ほかの人よりはアルツハイマー病を発症する確率が高いが、必ず発症するわけではない」くらいの説明が適切でしょう。Lesson 5の3「予防」で述べているような予防方法を紹介すると喜ばれるかもしれません。

　なお、J-COSMIC研究では健忘型軽度認知障害の人のうち18.7％の割合でレビー小体型認知症の血流低下パターンがみられましたが、実際にレビー小体型認知症を発症した人は1人もいませんでした(*Ann Nucl Med. 2013;27(10):898-906*)。したがって、

健忘型軽度認知障害の人にレビー小体型認知症の血流低下パターンがみられたからといって、「将来的にレビー小体型認知症を発症する可能性が高い」と説明するのは誤りということになります。

POINT

有用性
- 4大認知症に固有の血流低下パターンあり
- 病気の初期段階で血流低下が認められることあり
- 診断に迷った際は実施を検討

限界
- 病理診断と完全一致するわけではない
- 軽度認知障害の予後を正確に予測できない
- 検査結果で治療が変わらないときは実施しない

4 ドーパミントランスポーターシンチグラフィ（ダットシンチ）とMIBG心筋シンチグラフィ

　ドーパミントランスポーターシンチグラフィとは、脳内の黒質線条体ドーパミン神経にあるドーパミントランスポーター（DAT）を画像化する核医学検査です（以下、ダットシンチ）。CT、MRI、脳血流シンチグラフィではわからない黒質線条体ドーパミン神経の脱落の有無がわかります。これによりパーキンソン病やレビー小体型認知症の診断に役立ちます。

　MIBG（^{123}iodine-metaiodobenzylguanidine）心筋シンチグラフィは心臓を支配する交感神経の状態をみる神経核医学検査です。心臓交感神経の障害を判定できます。すなわちMIBGの心筋への集積が低下しているとき、心臓交感神経が障害されていると判定されます。このことから、各種心疾患に伴う心臓交感神経障害、神経変性疾患に伴う自律神経障害などの評価に用いられています。

　国際的研究グループ（CDLB）の2017年版報告書が提唱するレビー小体型認知症の臨床診断基準では、基底核におけるDAT取り込み低下とMIBGの心筋への集積低下は、いずれも指標的バイオマーカーと認定されています。レビー小体型認知症の4つの中核症状（幻視、パーキンソン症状、認知機能変動、レム睡眠行動障害）のうち2つ以上がなければレビー小体型認知症の臨床診断はされないのですが、仮に中核症状が1つしか存在しなくとも、指標的バイオマーカーのいずれかが陽性であればレビー小体型認知症と臨床診断されることになります。

ダットシンチ

　イオフルパン（^{123}I）はDATに高い親和性を有します。黒質線条体ドーパミン神経は中脳の黒質に起始核がある神経で、終末部である線条体（被殻と尾状核）にはドーパミンの再取り込みを行う膜タンパク質であるDATが高発現しています。パーキンソン病、レビー小体型認知症では黒質線条体ドーパミン神経の脱落がみられます。イオフルパン（^{123}I）を用いた単一光子放射断層撮影検査（ダットシンチ）によりDATの脳内分布を画像化することで、黒質線条体ドーパミン神経脱落の有

無を確認できます。パーキンソン病、多系統萎縮症、進行性核上麻痺ではDAT取り込み低下がみられる一方、本態性振戦ではDAT取り込み低下はほとんどみられないため、これらパーキンソン関連疾患の鑑別診断にダットシンチは有用です。

ではレビー小体型認知症の鑑別診断における診断能はどうなのでしょうか。**表3**はダットスキャン®（イオフルパン［^{123}I］注射液）の国内第Ⅲ相試験（NMA78P3-2）結果です。国内第Ⅲ相試験（NMA78P3-2）において、幻視とパーキンソン症状を伴うレビー小体型認知症患者10人とレビー小体型認知症ではない11人を対象にダットシンチを行い、臨床診断と画像読影結果の一致度を調査したところ、感度70.0%（95%信頼区間 41.6-98.4）、特異度90.9%（95%信頼区間 73.9-100.0）でした。特異度は合格だったのですが、感度については事前に規定した閾値（50%）に対する有意差を示されなかったことから、医薬品医療機器総合機構（PMDA）は、「診断に関して事前の想定どおりの有効性を有していない可能性がある」と判断しています。

しかし病理診断をゴールドスタンダードとして、レビー小体病30例を非レビー小体病25例（アルツハイマー病21例、前頭側頭葉変性症3例、皮質基底核変性症1例）からダットシンチで弁別すると、感度80%（95%信頼区間 62-92）、特異度92%（95%信頼区間 74-99）になると報告されており（*Neurology. 2017;88(3):276-83*）、レビー小体型認知症かアルツハイマー病かで診断に迷った場合に、ダットシンチを実施すれば正確に診断できそうです。ただし特異度に比べて感度が低く、除外診断には向きません。つまりダットシンチで正常だからといって、直ちにレビー小体型認知症を否定することはできません。症状からレビー小体型認知症を疑い、診断をはっきりさせたいときにダットシンチをオーダーするのが正しい使い方です。

とはいえ、診断がアルツハイマー病かレビー小体型認知症のどちらになるかで治療方針が大きく変わる局面はほとんどありません。両者とも治療薬は同じコリンエステラーゼ阻害薬ですし、両者とも緩徐進行性の病気なので、病初期にレビー小体

表3　ダットスキャン®（イオフルパン［^{123}I］注射液）の国内第Ⅲ相試験（NMA78P3-2）結果

国内第Ⅲ相試験3時間後像		被験者数（例）	ダットシンチ画像の判定結果（被験者数）	
			異常	正常
臨床診断	レビー小体型認知症	10	7	3
	アルツハイマー病および健常者	11	1	10

型認知症をアルツハイマー病だと医師が誤認したとしても、患者さん本人に直ちに不利益はありません。レビー小体型認知症には抗精神病薬による重篤な副作用が出ることがある、抗コリン薬に弱いという特徴があるので、早期に診断がつけばこれらの薬を使わないよう医師が気をつけることができるというメリットはありますが、抗精神病薬や抗コリン薬はアルツハイマー病であっても65歳以上の人に積極的に使ってはいけない薬ですから、検査結果で薬の使い方が大きく変わることはありません。ゆえにアルツハイマー病かレビー小体型認知症かで迷っているときにダットシンチを追加する必要はほとんどありません。レビー小体型認知症の臨床診断基準に含まれているからといって、念のためにダットシンチをやる必要もありません。ただし本人や家族が早期正確診断を熱心に希望していて、診断検査すること自体が士気向上に役立つ場合は、ダットシンチを検討してもよいかもしれません。

　精神疾患、特に統合失調症の治療薬は抗精神病薬なので、精神疾患と認知症性疾患の早期鑑別診断は重要です。しかし、ここでもダットシンチはそれほど役に立ちません。なぜなら脳血流シンチグラフィを実施すれば精神疾患と4大認知症との鑑別が可能なのに対し、ダットシンチはレビー小体型認知症だけしか鑑別できないからです。したがって精神疾患と認知症性疾患で診断に迷う場合まず行うべきは脳血流シンチグラフィであって、脳血流シンチグラフィの結果を見てもはっきりした結論が出ず、なおかつレビー小体型認知症が疑われる場合に初めて、ダットシンチの出番がやってくると言えるでしょう（幻覚、うつといった精神疾患とレビー小体型認知症に共通した症状は多いので、たいていの場合はレビー小体型認知症が疑われるとは思いますが）。後述のMIBG心筋シンチグラフィでもレビー小体型認知症鑑別診断は可能です。そして検査費用はダットシンチのほうが高いので、通常はMIBG心筋シンチグラフィを選ぶべきです。ただし、心疾患がある、糖尿病がある、三環系抗うつ薬を使っているなどの理由でMIBG心筋シンチグラフィを実施しにくい場合はこの限りではありません。

MIBG心筋シンチグラフィ

　MIBGはノルエピネフリンの類似物質で、ノルエピネフリンと同様の経路で心臓の交感神経終末に取り込まれます。MIBGを静脈より投与した後、心臓へのMIBG集積をガンマカメラで画像化することによって心臓交感神経の障害を判定できます。もともとは狭心症、心筋梗塞、心筋症などの心疾患における交感神経機能の評価目的の検査でしたが、レビー小体型認知症やパーキンソン病では病早期より心臓

交感神経の変性が始まるので、心疾患がないにもかかわらず、本来は心疾患に関する画像検査である MIBG 心筋シンチグラフィで集積低下という異常所見が認められます。

　心疾患患者の場合、集積低下があったとしてもそれがレビー小体型認知症によるものか心疾患によるものか解釈困難になりますので、認知症診断目的で MIBG 心筋シンチグラフィを行わないほうがよいです。三環系抗うつ薬を飲んでいる人の場合、三環系抗うつ薬は MIBG 集積を阻害するため同様に解釈困難になります。糖尿病の人の場合、糖尿病性自律神経障害によっても MIBG 集積低下が起こるため同様に解釈困難になります。逆に言うとこれらの既往がなければ、レビー小体型認知症の診断目的で MIBG 心筋シンチグラフィを実施可能ということになります。

　レビー小体型認知症疑いの 94 人を対象に脳血流シンチグラフィと MIBG 心筋シンチグラフィを実施した単施設研究においては、後者のほうがはるかに正確にレビー小体型認知症発症を予測できました（*Neurology. 2013;81(20):1741-5*）。レビー小体型認知症患者 61 人、レビー小体型認知症疑いの人 26 人、アルツハイマー病患者 46 人を対象に MIBG 心筋シンチグラフィを施行した多施設共同研究では、MIBG 心筋シンチグラフィによってレビー小体型認知症をアルツハイマー病から鑑別したとき、その診断能は感度 68.9％、特異度 89.1％でした（*PLoS One. 2015;10(3):e0120540*）。これらの結果より、レビー小体型認知症かアルツハイマー病かで診断に迷った場合に MIBG 心筋シンチグラフィを実施すれば、正確に診断できると言えそうです。ただし特異度に比べて感度が低く、除外診断には向いていません。すなわち MIBG 心筋シンチグラフィで正常だからといって、直ちにレビー小体型認知症を否定することはできません。症状からレビー小体型認知症を疑い、診断をはっきりさせたいときに MIBG 心筋シンチグラフィをオーダーするのが正しい使い方です。

　ダットシンチと MIBG 心筋シンチグラフィの診断能はそれほど大きく変わりませんので、ダットシンチを実施するくらいならより低価格の MIBG 心筋シンチグラフィをまず検討すべきです。とはいえ、ダットシンチと同じくレビー小体型認知症の鑑別にしか使えないので、精神疾患と認知症性疾患で診断に迷う場合まずやるべきは脳血流シンチグラフィです。脳血流シンチグラフィの結果をみても結論が出ず、なおかつレビー小体型認知症が疑われる場合は、MIBG 心筋シンチグラフィを検討することになります。アルツハイマー病かレビー小体型認知症かで迷っているときに、MIBG 心筋シンチグラフィを追加する必要はほとんどありません。

レビー小体型認知症かアルツハイマー病で迷っている

・原則は核医学検査せず
・本人家族が熱心に精査希望なら MIBG 心筋シンチグラフィ
・心疾患などで MIBG 心筋シンチグラフィが実施しづらければダットシンチ

認知症性疾患か精神疾患かで迷っている。あるいは、どの認知症性疾患なのかで迷っている

・まずは脳血流シンチグラフィ
・それでも結論が出なければ MIBG 心筋シンチグラフィ
・心疾患などで MIBG 心筋シンチグラフィが実施しづらければダットシンチ

Lesson 3

抗認知症薬

1. 抗認知症薬の基本データ 64
2. 国内治験データからみたドネペジルの有効性
（アルツハイマー病）72
3. 国内治験データからみたそのほかの抗認知症薬の有効性 80
4. レビー小体型認知症に対する抗認知症薬の有効性 93
5. 海外データから 102

1 抗認知症薬の基本データ

分類と適用

　抗認知症薬は大きく、「コリンエステラーゼ阻害薬」と「NMDA（N-methyl-D-aspartic acid）受容体拮抗薬」に分類されます。コリンエステラーゼ阻害薬はドネペジル、ガランタミン、リバスチグミンの3剤があります。NMDA受容体拮抗薬はメマンチンの1剤だけです。いずれもアルツハイマー病に対する治療薬ですが、ドネペジルのみレビー小体型認知症にも適用があります。

　抗認知症薬は根本治療薬ではなく症状改善薬です。使用することで一定の進行抑制は期待できますが、進行そのものを止めることはできず、継続使用してもいずれは認知症症状が悪化します。多くの場合、臨床的に意味のある改善効果は期待できず、抗認知症薬の効果判定は困難です。そのうえLesson 1「認知症診断の原理原則」で述べたとおり、アルツハイマー病やレビー小体型認知症と正確に診断するのは難しいという問題もあります。そうすると、一般臨床医にとって**抗認知症薬は使わないのが基本**という考え方にたどり着きます。

　抗認知症薬添付文書には、「本剤は、アルツハイマー型認知症と診断された患者にのみ使用すること」「定期的に認知機能検査を行う等患者の状態を確認し、本剤投与で効果が認められない場合、漫然と投与しないこと」という注意書きがあります。これはアルツハイマー病と正確に診断でき、抗認知症薬の微妙な効果も正確に判定できる場合のみ抗認知症薬を使えるということを意味します。典型的なアルツハイマー病、かつ本人がMMSEなどの認知機能検査に協力的、かつ家族や施設職員などから本人の日常生活の様子を聴取可能といったさまざまな条件を同時に満たせば、抗認知症薬の試用を検討できると言えるでしょう。厚生労働省が65歳以上の一般住民を対象に行った認知症有病率などの調査では、認知症と診断された人のうちアルツハイマー病とされたのは67.4％で、認知症の人全員がアルツハイマー病というわけではありません（*Psychogeriatrics. 2012;12(2):120-3*）。そのうえこのようにさまざまな条件を同時に満たす事例というのは認知症事例全体からみればむしろ少数派でしょう。添付文書どおりにすれば認知症の人に**抗認知症薬は使わないのが基本**と

いう姿勢にならざるを得ません。どんな医薬品もそうですが、使い方を間違えると薬は毒になります。たいていの認知症関連ガイドラインでは抗認知症薬を使用することが推奨されていますが、これらの条件をすべてクリアしていることが前提となっていることに注意すべきです。認知症の人に直ちに抗認知症薬を使用せよと推奨するガイドラインはありません。

薬理作用

　アルツハイマー病患者の脳では神経伝達物質の1つであるアセチルコリンが顕著に減少していて、それが認知機能障害に深く関わっています。コリンエステラーゼ阻害薬は、アセチルコリン分解酵素であるコリンエステラーゼを阻害することによってアセチルコリンの減少を抑え、認知症症状の進行抑制効果を発揮します。また、アルツハイマー病患者の脳ではNMDA受容体が過剰に活性化されていて、それが原因で患者さんの記憶・学習機能が低下しています。NMDA受容体拮抗薬はNMDA受容体の過剰な活性化を阻害することによって、患者さんの記憶・学習機能を増加させます。

　コリンエステラーゼ阻害薬とNMDA受容体拮抗薬はいずれもアルツハイマー病の病態生理を前提として開発された薬です。アルツハイマー病以外の認知症性疾患には理論的に効かないうえ、効いたという科学的根拠も確認されていませんので、アルツハイマー病と診断したうえで使うのが大原則です。

　レビー小体型認知症の人の脳内でもアセチルコリンが不足していると推測されているので、レビー小体型認知症の人にコリンエステラーゼ阻害薬は理論的には効きます。しかし国際的にみて臨床試験でレビー小体型認知症に対する有効性と安全性が検証されたのは、3剤のうちドネペジルのみです。ガランタミンとリバスチグミンに関しては、米国臨床試験登録サイト"ClinicalTrials.gov"に登録された二重盲検並行群間比較試験は存在せず、科学的根拠はありません。

　3剤あるコリンエステラーゼ阻害薬はいずれも薬理作用が類似しているのでコリンエステラーゼ阻害薬同士の併用は禁止されています。たとえば朝にドネペジル、夕にガランタミンという処方はあり得ません。一方、コリンエステラーゼ阻害薬とNMDA受容体拮抗薬の併用は禁止されていません。メマンチンとドネペジルの併用、メマンチンとガランタミンの併用、メマンチンとリバスチグミンの併用はいずれも禁止されていません。ただし併用によって単独使用よりも有効であるという明らかな科学的根拠はないので、必ずしも併用する必要はありません。

コリンエステラーゼ阻害薬のうち、ドネペジルはアセチルコリンエステラーゼを選択的に阻害するのに対して、リバスチグミンはアセチルコリンエステラーゼと同時にブチリルコリンエステラーゼを阻害する作用をもちます。ガランタミンはアセチルコリンエステラーゼを選択的に阻害するのと同時にニコチン性アセチルコリン受容体を刺激するアロステリック増強作用（ニコチン性アセチルコリン受容体の部位のうち、アセチルコリンが結合する部位とは異なる部位［アロステリック部位］にアロステリック活性化リガンド［allosteric potentiating ligand：APL］［リガンドは「制御物質」の意味］として結合することにより、シナプス前膜およびシナプス後膜上のニコチン性アセチルコリン受容体の立体構造を変化させ、ニコチン性アセチルコリン受容体の感受性を高める作用。APL作用ともいう）をもち、これら2つの薬理作用（デュアル・アクション）によりアルツハイマー病で低下しているアセチルコリン機能を賦活化し、認知症症状の進行を抑制します。しかしコリンエステラーゼ阻害薬の無作為化二重盲検試験に関する系統的レビューでは、ドネペジル、ガランタミン、リバスチグミンの有効性に差がないことがわかっています(*Cochrane Database Syst Rev. 2006;(1):CD005593*)。よって、ブチリルコリンエステラーゼ阻害作用やアロステリック増強作用（APL作用）やデュアル・アクションに臨床的意義はありません。忍容性にも大きな差がないので、薬理作用に基づいてコリンエステラーゼ阻害薬を使い分けることの意義を示す科学的根拠はありません。ゆえに**コリンエステラーゼ阻害薬間の薬理作用の差は無視して結構**です。「本剤独自の○○作用には○○の効果が期待できる」などと時々パンフレットや論文に書いてありますが、それはその文章を書いている人がそう期待しているという仮説の開陳に過ぎず、臨床試験で証明された科学的根拠ではありません。

適用範囲

　適用範囲には各薬剤で差があります。ドネペジルは軽度、中等度、高度のすべての段階のアルツハイマー病およびレビー小体型認知症に使用できるのに対し、ガランタミンとリバスチグミンは軽度と中等度のアルツハイマー病にしか使用できません。また、メマンチンは中等度と高度のアルツハイマー病にしか使用できません。すべての時期のアルツハイマー病およびレビー小体型認知症に使えるのはドネペジルだけなので、適用範囲という観点からはドネペジルが第一選択薬になります。

用法用量

　すべての抗認知症薬は当初は無効用量から開始し、一定の時期を経てから有効用量に増量し、それを維持することになっています。無効用量が義務づけられている理由は副作用発現を抑えるためです。無効用量は効果がプラセボと同等であることが臨床試験で証明されている用量なので、無効用量を継続投与するのはプラセボを継続投与するのと同じ行為です。かつて世界中の国のうち日本でだけアバン®、カラン®、エレン®、セレポート®、ホパテ®といったプラセボと同等の効果しかない脳循環代謝改善薬が認知症患者に広く使われていました。この過ちを繰り返さないためには、最初から無効であるとわかっている無効用量を継続しないことが重要です。実は一部の抗認知症薬の用量は、国内承認用量であっても世界基準からみると少なめです。

　表1のようにドネペジル、リバスチグミン、メマンチンは海外では2つの維持用量が選択可能ですが日本では少量の維持用量しか選択できません。また、ドネペジル開始用量である3mg/日は日本独自の少量投与であること、リバスチグミンの2つの開始用量のうち、4.5mg/日のほうは日本独自の少量投与であることもわかります。なお、ガランタミンのみ用量に国内海外で違いはありません。

　患者さんの体格が極端に小さいなどの特殊理由で国内承認用量未満を継続投与するのであれば、これらの客観的事情を本人と介護者に伝えたうえで、あえて無効用量を続ける理由をきちんと説明すべきです。もっとも、体格が小さい人に承認用量未満が有効というデータはなく、医師の直感に基づいた処方に過ぎませんので、無効用量を続ける理由をきちんと説明するのは至難の業でしょう。副作用で承認用量を使えないのであれば薬を使わないのが原則で、無効用量をダラダラと使って患者さんを医療機関に繋ぎ止めるのは、その施設は儲かるでしょうが医師としてはやってはいけないことです。

　ドネペジルは3mg/日を1-2週間投与した後5mg/日に増量し継続します。高度アルツハイマー病またはレビー小体型認知症の場合は、5mg/日を4週間継続した後10mg/日に増量し継続します。ただしこの場合でも症状に応じて5mg/日に減量できます。3mg/日投与は無効用量で消化器系副作用の発現を抑える目的なので2週間以上投与できません。いずれも1日1回投与です。

　ガランタミンは8mg/日を4週間投与した後16mg/日に増量し継続します。症例によって24mg/日にまで増量できますが、16mg/日を少なくとも4週間以上投与した後に限ります。8mg/日投与は無効用量で消化器系副作用の発現を抑える目

表1 抗認知症薬の用量の日本と海外との差（ガランタミンは日本と海外との差がないので省略）

軽度〜中等度アルツハイマー病のドネペジル用量

	日	米	英
開始用量（1日量）	3mg	5mg	5mg
維持用量（1日量）	5mg	5mg か 10mg	5mg か 10mg

（アリセプト®インタビューフォーム，第30版．より引用）

高度アルツハイマー病のドネペジル用量

	日（対象は高度アルツハイマー病）	米（対象は中等度〜高度アルツハイマー病）
開始用量（1日量）	3mg	5mg
維持用量（1日量）	10mg	10mg か 23mg

（アリセプト®インタビューフォーム，第30版．より引用）

軽度〜中等度アルツハイマー病のリバスチグミン用量

	日	米	EU共通
開始用量（1日量）	4.5mg または 9mg	9mg	9mg
維持用量（1日量）	18mg	18mg または 27mg	18mg か 27mg

（イクセロンパッチ®インタビューフォーム，第7版．より引用）

中等度〜高度アルツハイマー病のメマンチン用量

	日	米
開始用量（1日量）	5mg	5mg または 7mg（徐放剤※）
維持用量（1日量）	20mg だが高度腎機能障害あれば10mg	20mg または 28mg（徐放剤※）だが高度腎機能障害があれば10mg または 14mg（徐放剤※）

※徐放剤はメマンチン単独のものとドネペジル10mgとの合剤のものと2種類ある。
（メマンチン日米添付文書より引用）

的なので4週間以上投与できません。いずれも1日2回投与です。

　リバスチグミンは唯一の貼り薬です。9mg/日を4週間投与した後18mg/日に増量し継続します。あるいは4.5mg/日で開始した後4週間ごとに4.5mgずつ増量し、12週間かけて18mg/日にまで増量し継続する方法もあります。4.5mg/日、9mg/日、13.5mg/日はいずれも無効用量で漸増または一時的な減量を目的とした用量なので4週間以上投与できません。いずれも背部、上腕部、胸部のいずれかの正常で健康な皮膚に貼付し、24時間ごとに貼り替えます。皮膚刺激を避けるため貼付箇所を毎回変更します。1日1回1枚が原則で、9mg/日を2枚貼って18mg/日の代わりにすることはできません。貼り替えの際、既に貼付しているリバスチグミンをはが

表2 抗認知症薬の用法

	ドネペジル	ガランタミン	リバスチグミン	メマンチン
有効量に到達するまでの期間	1-2週間	4週間	4または12週間	3週間
有効量に到達するまでに必要な受診回数	1回	1回	1または3回	3回
1日に必要な投与回数	1回	2回	1回	1回

し忘れて、新たなリバスチグミンを貼付したために過量投与となり、重篤な副作用が発現した例が報告されていますので、貼り替えの際は先に貼付しているリバスチグミンをはがしたことを十分確認するよう本人および介護者などに指導する必要があります。

　メマンチンは5mg/日から開始して1週間ごとに5mgずつ増量し、20mg/日にまで増量し継続します。ただし高度の腎機能障害がある場合は10mg/日が維持量になります。5mg/日からの漸増投与は副作用の発現を抑える目的ですので、維持量まで増量する必要があります。いずれも1日1回投与です。

　抗認知症薬は添付文書上、本人管理してはいけないことになっています。これは認知機能低下のある人が服薬管理をすると、飲み忘れたり飲み過ぎたりする危険性が高いからです。うっかり本人に処方箋を渡してしまうと、服薬管理はどうなっているのかと薬剤師から疑義照会が来るかもしれません。薬剤師が疑義照会せずに本人に抗認知症薬を渡してしまうと、違法性を問われる可能性があるからです。

　以上4剤の用法をまとめたのが**表2**です。

　有効量に到達するまでの期間で一番優れているのはドネペジルです。有効量に到達するまでの受診回数はメマンチンだけ3回も必要なので、本人、介護者、医師ともにそれだけ負担が大きくなります。1日に必要な投与回数はガランタミンだけ2回と多いので本人、介護者にとって管理負担が大きくなります。まとめると、**用法用量の観点からみても、最も簡素なドネペジルが第一選択薬です**。ただし本人が飲み薬よりも貼り薬を好む場合はリバスチグミンをあえて選ぶという考え方もあります。

選択する際の考え方

　コリンエステラーゼ阻害薬とNMDA受容体拮抗薬の安全性プロファイル（過去に行われた臨床試験から得られた医薬品の副作用あるいは有害事象に関する情報の総体）には共通している部分とそうでない部分があるので、既往症次第では後者を

選ぶという考え方もあり得ます。たとえば消化性潰瘍の既往があると、コリンエステラーゼ阻害薬は潰瘍再発の危険性があるので使いにくいです。中等度〜高度のアルツハイマー病かつ消化性潰瘍の既往がある場合は、NMDA 受容体拮抗薬を選ぶのが合理的です（軽度アルツハイマー病に NMDA 受容体拮抗薬の適用はありません）。

とはいえ有効性に大差がない以上、**最優先に考慮すべき事項は薬価です**。日本の厚生労働省は業界に対して弱腰なのか値段の安い順番に選べとは推奨していませんが、イギリスの国立医療技術評価機構（National Institute for Health and Care Excellence：NICE）は、アルツハイマー病治療診療指針の中で薬を安い順番に選ぶようはっきりと推奨しています（https://www.nice.org.uk/guidance/ta217）。個人が自分のお金でワインのデギュスタシオン（利き酒）をする際に値段を気にせずワインを選ぶのは自由ですが、医師が医薬品を選ぶときに同じ感覚ではまずいでしょう。NICE の推奨は当たり前のことです。認知症 460 万人時代などと国民に危機感を煽っておきながら、この問題に口出ししない日本の厚生労働省の姿勢はおかしいと思います。2018 年現在で最も安いのは唯一後発品があるドネペジルです。薬価の観点からみて、第一選択薬はドネペジル（先発品は除く）です。

表3に抗認知症薬の基本データをまとめます（2018 年現在）。

表3　抗認知症薬の基本データ

一般名	ドネペジル	ガランタミン	リバスチグミン	メマンチン
商品名	アリセプトまたはドネペジル（ジェネリック）	レミニール	リバスタッチパッチまたはイクセロンパッチ	メマリー
発売年	1997 年	2011 年	2011 年	2011 年
分類	コリンエステラーゼ阻害薬			NMDA 受容体拮抗薬
軽度アルツハイマー病	適用あり	適用あり	適用あり	適用なし
中等度アルツハイマー病	適用あり	適用あり	適用あり	適用あり
高度アルツハイマー病	適用あり	適用なし	適用なし	適用あり
レビー小体型認知症	適用あり	適用なし	適用なし	適用なし
特徴	唯一、後発品がある	唯一、1日2回投与	唯一の貼り薬	唯一効き方が異なるので併用投与可能

以上、基本データを踏まえた抗認知症薬選択アルゴリズムは以下のまとめのとおりです。

POINT

無しが基本	・認知症＝アルツハイマー病とは限らず ・抗認知症薬は使わずとも大した不利益なし
ドネペジル	・最も安価（最重要ポイント） ・適用範囲広い、用法用量が簡素
その他	・貼り薬を好む人はリバスチグミン ・既往症次第ではメマンチン

2 | 国内治験データからみたドネペジルの有効性（アルツハイマー病）

　抗認知症薬を開始するとき、患者さんや家族にどのように効果を説明すべきでしょうか。1つの有力な材料は国内治験データです。海外治験と比べると日本の実臨床により近い枠組みで治験が実施されていますので、より参考になると考えられます。国内治験データはPMDAのウェブサイト（https://www.pmda.go.jp/）で無料かつ日本語で公開されているので容易に入手できます。ゆえに「くわしくはPMDAウェブサイトをご覧ください」と書けば本項目はそれで終わりなのですが、国内治験データをまとめている「審査報告書」は日本語とはいえ1薬剤あたり数十ページあるので一般臨床医が精読するのは時間の関係で難しいと思います。そこでここでは、国内治験で示された抗認知症薬の有効性の部分を要約して紹介します。

2つの主要評価項目

　抗認知症薬の臨床評価ガイドラインは米国食品医薬品局（Leber P. Food and Drug Administration, Nov. 8, 1990）や欧州医薬品庁（EMEA Guideline London 1997 CPMP/EWP/553/95）が出したもの、あるいは国内で提唱されたもの（本間昭. 医薬品研究, 1998; 29(11): 835-46）など複数あります。いずれにも共通している考え方は、抗認知症薬として承認されるためには、①その薬に臨床的に意味のある効果があること、②その薬に認知症の中核症状に対する効果があること、の2つが同時に証明される必要があるという点です。

　①の臨床的に意味のある効果を判定する方法は全般的臨床症状評価です。その代表例として、CIBIC-plus（Clinician's Interview-Based Impression of Change plus caregiver input）があります。CIBIC-plusは訓練された評価者が本人および介護者を手順に沿って面接し、認知機能や精神症状や日常生活動作を網羅的に評価し、これらを総合して全般的な症状変化を判定する、というものです。たとえばドネペジル添付文書「臨床成績」の欄には表4が記載されています。

表 4　ドネペジルの臨床成績

CIBIC-plus（全般的臨床症状評価）において 10mg 群はプラセボ群と比較して有意に優れていた（最終解析対象：287 例）。

最終時の CIBIC-plus

投与群	判定	著明改善	改善	軽度改善	不変	軽度悪化	悪化	著明悪化	判定不能	合計
10mg	例数	0	7	35	20	19	9	0	0	90
	%	(0)	(8)	(39)	(22)	(21)	(10)	(0)	(0)	
5mg	例数	0	4	27	26	30	9	0	0	96
	%	(0)	(4)	(28)	(27)	(31)	(9)	(0)	(0)	
プラセボ	例数	0	6	18	30	34	11	1	1	101
	%	(0)	(6)	(18)	(30)	(34)	(11)	(1)	(1)	

（アリセプト® 添付文書より引用）

　CIBIC-plus では、訓練された評価者が何度も同じ面接を繰り返すことにより、薬剤投与開始前後で全般的臨床症状が変化したかどうかを「著明改善」「改善」「軽度改善」「不変」「軽度悪化」「悪化」「著明悪化」の 7 段階で評価します。その結果、実薬群がプラセボ群を上回れば、その薬に臨床的に意味のある効果があったとみなされます。

　②の認知症の中核症状に対する効果を判定する方法は、MMSE などの認知機能検査です。なぜなら、アルツハイマー病を始めとする認知症性疾患の中核症状は認知機能障害だからです。治験で使われる認知機能検査は ADAS-cog（Alzheimer's Disease Assessment Scale-cognitive subscale、70 点満点）や SIB（Severe Impairment Battery、100 点満点）など、実臨床ではあまり使われない複雑な心理検査です。

　なぜ規制当局は①と②が同時に証明される必要があると考えるのでしょうか。仮に、①の臨床的に意味のある効果が証明されれば直ちにその薬は販売承認される、としましょう。アルツハイマー病の症状は中核症状である認知機能障害だけではありません。夜間不眠などの BPSD もあります。認知症の人の夜間不眠に有効との科学的根拠がある唯一の薬に抗うつ薬のトラゾドンがあります（*Cochrane Database Syst Rev.* 2016;11:CD009178）。アルツハイマー病患者を対象にトラゾドン対プラセボの臨床試験を行えば、全般的臨床症状評価は精神症状も評価しますからトラゾドンの優越性が証明され抗認知症薬として承認されてしまう可能性があります。もちろん、トラゾドンを抗認知症薬として承認するのは不適切です。トラゾドンに臨床的に意味のある改善効果があるとしても、それはトラゾドンの鎮静催眠作用によるものに過

ぎず、トラゾドンによってアルツハイマー病中核症状である認知機能障害が改善されるわけではないからです。ゆえに①の臨床的に意味のある効果と同時に、②の認知症の中核症状に対する効果が証明されることによって初めて、その薬は抗認知症薬として承認されるべきということになります。

では、②の認知症の中核症状に対する効果、すなわち認知機能障害に対する効果が証明されるだけでは抗認知症薬として承認されるのに不十分なのはどうしてでしょうか。これは、認知機能検査における擬陽性の問題があるからです。認知機能検査であるADAS-cogやSIBの点数で実薬群とプラセボ群の間に統計的有意差（$p < 0.05$）がみられたとしても、それに臨床的に意味があるかどうかは認知機能検査だけではわかりません。認知機能検査で点数に差があったとしても、それは本人や介護者にとってはまったく効果が実感できない些末な差かもしれないからです。認知機能検査でみられた統計的有意差に臨床的な意味があるかどうかは、同時に実施される全般的臨床症状評価の結果で決定されます。全般的臨床症状評価はまさに臨床的に意味のある効果かどうかの判定法です。**全般的臨床症状評価でも有意差がみられれば認知機能検査の点数差に臨床的意味があると判定されますし、全般的臨床症状評価で有意差がなければ認知機能検査の点数差に臨床的意味はないと判定されます。**ここが治験データを読み解くうえでの肝です。

検証の経緯

表5は軽度〜中等度アルツハイマー病を対象に、ドネペジルの有効性と安全性を検証したプラセボ対照無作為化二重盲検並行群間比較試験の結果をまとめたものです。

これら第Ⅱ・Ⅲ相試験（131-A試験、132試験、134試験、161試験）に先立っ

表5 ドネペジルの国内治験結果（軽度〜中等度アルツハイマー病）

試験名	投与量（1日量）	認知機能	全般的臨床症状
131-A	2mg	×	○
132	2mg	×	×
134	3mg	×	×
	5mg	×	×
161	5mg	○	○

○＝プラセボとの有意差あり、×＝プラセボとの有意差なし
ただし131-A試験のみ対照薬はプラセボではなくドネペジル0.1mg/日。

て行われた第Ⅰ相試験によって、日本人健康成人にドネペジルを投与した場合、8mg/日以上の高用量では副作用の発現が多いことがわかっていました。このため第Ⅱ・Ⅲ相試験で検証されたのは5mg/日以下の用量になっています。

　第Ⅱ相試験として最初に検証された用量は2mg/日でした。それが131-A試験と132試験です。いずれの試験においても2mg/日の有効性は否定されました。この結果を受け、製薬会社は2mg/日の有効性を証明することをあきらめ、用量を増やして3mg/日と5mg/日の有効性を証明しようと試みました。それが134試験です。ところが134試験でも有効性の証明に失敗しました。3mg/日も5mg/日もプラセボと変わらないという結論が出たのです。

　第Ⅰ相試験の結果から、日本人には8mg/日以上の用量が使えないことがわかっていますので、これ以上用量を増やすことはできません。そこで134試験結果を事後解析してみたところ、認知機能が正常に近いアルツハイマー病患者（ADAS-cogが15点未満の症例。ADASは障害が重いほど点数が高い）を除いて再解析すれば、5mg/日の有効性を証明できるかもしれないという仮説が得られました。ドネペジルは認知機能障害に対する薬なので、認知機能障害がある程度重い人に絞って使ったほうが薬の有効性を十分に引き出せるというわけです。なお、この再解析においても3mg/日の有効性はプラセボと変わりなかったので、3mg/日の有効性を証明するのはここであきらめられました。3mg/日はアセチルコリン刺激による消化器系副作用を回避するための初期投与に用いる量としてのみ保険診療で生き残ることになります。今でもドネペジル添付文書に「3mg/日投与は有効用量ではなく、消化器系副作用の発現を抑える目的なので、原則として1〜2週間を超えて使用しないこと」と記載されているのはこれらの事情に基づいています。ただし海外では5mg/日が開始用量です。

　満を持して行われたのが161試験です。被験者はアルツハイマー病臨床診断基準を満たすだけではなく、ADAS-cogが15点以上という絞り込みがされました。本来、ADAS-cogのカットオフ値は10点であり、10点以上をアルツハイマー病とした場合に最も弁別性が高いと先行研究で報告されています。薬の有効性を最大限引き出すために正常に近いアルツハイマー病患者は除外して、より認知機能障害が目立つ患者さんだけを選んで投与したわけです。24週間のプラセボ対照無作為化二重盲検並行群間比較試験（161試験）の結果、2つの主要評価項目ともにプラセボに対する5mg/日の優越性が確認され、ドネペジル5mg/日の有効性は検証完了しました。かくして1999年、ドネペジルは上市されたわけです（巻末付録①「アルツハ

イマー病重症度の測定」を参照)。

　161 試験における ADAS-cog の改善量は、プラセボ群 0.26 ± 0.52 点に対して 5mg/日群は 2.70 ± 0.48 点です (p = 0.003)。全般的臨床症状評価でも有意差 (p < 0.001) が認められたことから、この点数差には臨床的意味があると規制当局的には言えます。ADAS-cog の得点範囲は 0 点 (正常) から 70 点 (重度) で、ADAS-cog の 1 点は封筒に宛名が書けるか、示された図形と同じものが書けるか、今日の曜日がわかるかといったことなどに相当します。161 試験で示された、24 週間の投与後に得られた点差 2.44 の改善のために薬を飲み続ける意味があるかどうかは、最終的には飲む本人、介護者、処方する医師が決めるべき問題です。

教訓
　一連の試験からはさまざまな教訓が示唆されます。

1. ドネペジル 3mg/日以下はプラセボと変わりない

　第一に、ドネペジル 3mg/日以下はプラセボと変わりないという臨床試験から得られた科学的根拠があるということです。一部論者は「少量投与に科学的根拠はない」と主張しますが間違っています。正しくは「少量投与は無効という科学的根拠がある」というべきです。131-A 試験、132 試験、134 試験の 2mg/日群と 3mg/日群の成績を見て、なおこの無効用量を続けて飲みたいという人が果たしているでしょうか。5mg/日で有害事象が出て継続投与不可能な場合は、ドネペジルを中止するのがあるべき姿で、無効用量継続投与は患者さんを余計な副作用の危険にさらすうえに、無駄な医療費を払わせる行為です。承認用量で副作用が出て悪化している事例において、無効用量まで減薬すると副作用がなくなり、見かけ上改善することはあり得ます。それを少量投与が「効いた」と医師が勝手に思い込み、無効用量を続ける愚は避けなくてはなりません。これが睡眠薬や鎮痛薬のような本人に効果が実感できる薬であれば効果判定は簡単なので、臨床試験で無効とされた少量を実臨床で試してみる価値はあります。しかし抗認知症薬はそうではなく、**抗認知症薬の効果は本人に実感できるほど大きいものではありません。**ゆえに睡眠薬や鎮痛薬と同じ感覚で抗認知症薬を処方するのは問題があります。

2. 抗認知症薬の増量規定には科学的根拠がある

　第二に、抗認知症薬の増量規定は科学的根拠によるものであって、製薬会社が薬価目当てに作ったものではないという点です。3mg/日は有効性が証明されなかった一方、5mg/日は 161 試験で有効性が証明されたので、3mg/日をダラダラと続

けず 5mg／日に必ず増量せよと規定するのは当たり前のことです。3mg 錠よりも 5mg 錠が高価なのを理由に、商業主義で増量規定が定められた可能性を指摘する独自論考が一部にあります。しかし、国内治験データを振り返ってみると、製薬会社はまず少量投与の 2mg／日の臨床試験から開始し、失敗するたびに徐々に試験用量を増やしていった経緯があることがわかります。失敗続きだったから増量規定を規制当局に作らされたと考えるのが自然で、薬価目当てに製薬会社自ら増量規定を設定したという仮説を裏づける状況証拠は治験データからは得られません。

　なお、このような科学的根拠があるにもかかわらず、全国の国民健康保険団体連合会のうち、医療機関からの抗認知症薬少量投与に係る診療報酬支払い請求を認めない査定をきちんとしているのはわずか 9 県で、多くの県で少量投与に診療報酬支払いをしている事実が 2015 年に報道されました（共同通信 2015 年 11 月 21 日）。ところが 2016 年 2 月 25 日の衆議院予算委員会第五分科会で、抗認知症薬少量投与の査定状況に都道府県によって格差があることが問題視され、これを受け厚生労働省保険局医療課は、2016 年 6 月 1 日付で国民健康保険中央会と支払基金に対し、添付文書の用量未満で抗認知症薬が投与される場合、一律に査定を行わないよう求める事務連絡を出しました。なんと、無効用量を一律に査定しない方向で都道府県格差は解消されてしまったのです。こうして 2016 年以降、世界で日本のみ、無効用量が認められることになりました。世界で日本のみ、アバン®、カラン®、エレン®、セレポート®、ホパテ® が出回っていた 20 世紀に逆戻りした感があります（先にも述べましたが、これらの薬剤は 20 世紀、日本でのみ承認されていた脳循環代謝改善剤です。認知症患者に広く使われていましたが発売後に行われた臨床試験で実薬群とプラセボ群の間に統計的有意差がなかったため 1998 年に承認が取り消されました。医学的には何の意味もないのに医療費だけを大量に「循環」させていた脳循環代謝改善剤の教訓から学ぶべきことは多くあります）。

3. 抗認知症薬の効果判定は難しい

　第三に、抗認知症薬の効果判定は実に難しいという点です。5mg／日の有効性は、ADAS-cog 15 点以上という条件で被験者を厳選した 161 試験で初めて証明できたわけですが、その認知機能改善効果は半年飲んで ADAS-cog 2.44 点分です。本人と家族への問診だけでこの点差を鑑別できるという医師は果たしているでしょうか。添付文書の記載どおり、「定期的に認知機能検査を行う等患者の状態を確認し、本剤投与で効果が認められない場合、漫然と投与しないこと」という姿勢が医師に求められていると言えます。実際、通常の臨床診断基準に沿ってアルツハイマー病患

表6 ドネペジルの国内治験結果（高度アルツハイマー病）

試験名	投与量（1日量）	認知機能	全般的臨床症状
231	5mg	○	×
	10mg	○	○

○＝プラセボとの有意差あり、×＝プラセボとの有意差なし

者を集めた134試験ではプラセボへの優越性を証明失敗しているわけですから、実臨床で5mg/日をアルツハイマー病患者に使ってみても効かない可能性は十分にあると言えます。

　後日、高度アルツハイマー病を対象とした二重盲検比較試験（231試験）が行われました。MMSE 1-12点、FAST 6（Functional Assessment Stagingで6）以上の高度アルツハイマー病患者に対し、プラセボまたはドネペジル5mg/日または10mg/日を投与するというデザインです。結果は表6のとおりで、10mg/日のプラセボに対する優越性が証明されました。231試験の結果を受け、ドネペジル10mg/日が高度アルツハイマー病に対する用法用量として承認されました。

　161試験実施当時は、日本人に対する8mg/日の投与は副作用の発現が多いとされていたのですが、その後の研究で、5mg/日を数週間投与後に10mg/日に漸増するというスケジュールであれば、副作用の発現が少なくなることがわかりました。それを受けての231試験です。添付文書で、10mg/日に増量する前に必ず4週間以上5mg/日を継続するよう記載されているのはこのためです。

　組み入れ基準の1つであるFAST6は、「不適切な着衣（ズボンを上からはこうとするなど）、靴ひもやネクタイが結べず介助が必要、入浴しても湯の温度調節はできず洗髪できない、同居していない家族の顔はわからない」という状態です。実臨床でドネペジル10mg/日への増量の時期で迷った場合は、231試験の組み入れ基準が1つの参考になるのではないかと思います。

POINT

少量投与は無意味

・無効との科学的根拠あり
・増量できないなら中止を！

承認用量でも効かないことあり

・現に134試験は失敗している
・定期的に心理検査などを実施し効果判定
・効果がなければ中止を！

3 国内治験データからみたそのほかの抗認知症薬の有効性

　ここではガランタミン、リバスチグミン、メマンチンのPMDA審査報告書の有効性に関する部分を要約して紹介します。出典は本Lesson 3の2と同じくPMDAのウェブサイトで公開されている国内治験データです。

　表7は国内で行われた、アルツハイマー病を対象にガランタミン、リバスチグミン、メマンチンの有効性と安全性を検証したプラセボ対照無作為化二重盲検並行群間比較試験の結果まとめです。以下、薬剤ごとにくわしい経緯をみていきます。

ガランタミン

検証の経緯

　ガランタミンの1回目の国内第Ⅲ相試験GAL-JPN-3は、軽度～中等度のアルツハイマー病患者を対象に、プラセボ対照無作為化二重盲検法で行われました。被験

表7 ガランタミン、リバスチグミン、メマンチンの国内治験結果
ガランタミンとリバスチグミンは軽度～中等度アルツハイマー病が対象、メマンチンは中等度～高度アルツハイマー病が対象。

薬剤名と試験名	投与量（1日量）	認知機能	全般的臨床症状
ガランタミン GAL-JPN-3	16mg	×	○
	24mg	○	×
ガランタミン GAL-JPN-5	16mg	○	×
	24mg	○	×
リバスチグミン 国内1301	9mg	×	×
	18mg	○	×
メマンチン IE2101	10mg	×	×
	20mg	○	×
メマンチン IE3501	20mg	○	×

○＝プラセボとの有意差あり、×＝プラセボとの有意差なし

者は通常の臨床診断基準を満たすと同時に、ADAS-cog（認知機能検査）が18点以上であることが参加条件とされました。プラセボ群、16mg/日群、24mg/日群の3群に分けられ、それぞれ24週間投与されました。その結果、ADAS-cogにおいて、16mg/日群とプラセボ群との間に有意差が認められませんでしたが（p = 0.1255）、24mg/日群とプラセボ群との間に有意差が認められました（p = 0.0109）。ところがCIBIC-plus（全般的臨床症状評価）においては逆に、16mg/日群とプラセボ群との間には有意差が認められたのですが（p = 0.0076）、24mg/日群とプラセボ群との間に有意差が認められませんでした（p = 0.1193）。認知機能と全般的臨床症状の2つの主要評価項目で同時に優越性が証明されるのが承認条件なので、GAL-JPN-3はガランタミンの有効性を証明することに失敗したことになります。

　そこでガランタミンの2回目の国内第Ⅲ相試験GAL-JPN-5が行われることになりました。GAL-JPN-3を事後解析してみたところ、認知機能が正常に近いアルツハイマー病患者が試験に組み入れられたことが要因の1つであると考えられたため、GAL-JPN-5ではより適切と考えられる患者集団が集められました。すなわちGAL-JPN-3の組み入れ基準に加えて、ADAS-cogの見当識、単語再生のスコアがそれぞれ1点以上、MENFIS（Mental Function Impairment Scale、日本で開発された認知・精神機能を評価するための評価尺度であり、CIBIC-plusの下位評価尺度として用いられる）の場所の見当識、時間の見当識がそれぞれ1点以上あることが条件とされました。その結果、ADAS-cogにおいて、16mg/日群とプラセボ群との間および24mg/日群とプラセボ群との間に有意差が認められました（それぞれp = 0.0113およびp < 0.0001）。ところがCIBIC-plusにおいては、16mg/日群とプラセボ群との間および24mg/日群とプラセボ群との間に有意差が認められませんでした（それぞれp = 0.3287およびp = 0.8757）。認知機能と全般的臨床症状の2つの主要評価項目で同時に優越性が証明されるのが承認条件なので、ガランタミンの有効性を証明することに再び失敗したということになります。

　GAL-JPN-3試験の結果を踏まえ、より適切と考えられる患者集団を対象にGAL-JPN-5を実施したにもかかわらず、GAL-JPN-5試験においてガランタミン16mg/日群および24mg/日群ともにCIBIC-plusでプラセボ群に対する優越性が示されなかった理由について、製薬会社は次のようにPMDAに説明しました。2000年に介護保険制度が導入され、2006年には介護保険制度の改正が行われており、GAL-JPN-5試験（2006-2008年）が実施された時期において高齢者に対する介護サービスが急速に普及していたことを踏まえ、介護サービスの利用「なし」の集団と「あ

り」の集団に分けて事後解析すると両者の成績が異なったことから、介護サービスの利用がCIBIC-plusによるガランタミンの有効性評価に影響した可能性が考えられる、と。

PMDAの最終判断

PMDAの最終判断は以下のとおりです（筆者要約）。

> GAL-JPN-5においてADAS-cogの評価で有効性が示されたことから、ガランタミン16mg/日および24mg/日はアルツハイマー病の認知機能障害に対する有効性が期待できる。CIBIC-plusで有効性が検証されておらず、その要因として製薬会社は介護サービスによる影響を挙げているが、事後的に実施された部分集団解析などに基づく考察であり、本来ガランタミンが有する有効性が介護サービスの影響により検出できなかったと結論づけることはできない。ゆえに、日本人アルツハイマー病患者におけるガランタミンの有効性が検証されたとは言い難い。しかしながら、本邦の臨床現場におけるアルツハイマー病の治療薬の選択肢がきわめて限られている現状も考慮すべきである。ガランタミン16mg/日および24mg/日の有効性は海外臨床試験で認められ、海外ではガランタミンは標準的治療薬として位置づけられていることを踏まえると、日本人アルツハイマー病患者でも一定の有効性は期待できる。以上より、ガランタミンの承認については、専門協議の議論も踏まえて最終的に判断したい。

その後の専門協議では、専門委員より、「この程度しか有効性がない薬剤を市場は本当に必要としているのか」「種々のスコアの変化からはプラセボと比較して改善している印象はあるが、統計的な有意差がみられないということは薬効がきわめて限定的であると取れ、本薬の有効性については確たる証拠が得られたとは言えない」などの意見が出されました。しかし「抗認知症薬が限られている本邦の状況に鑑み、認知機能障害に対する有効性のみで薬効を認めることは妥当と考える」などの賛成意見を受け、最終的にはPMDAの判断が支持され、ガランタミンは承認されました。

教訓

一連の試験からはさまざまな教訓が示唆されます。

第一選択薬にする理由はない

ドネペジルと異なり、ガランタミンはアセチルコリンエステラーゼを選択的に阻

害すると同時に、ニコチン受容体を刺激するアロステリック増強作用（APL作用）をもちます。これら2つの薬理作用（デュアル・アクション）によりアルツハイマー病の進行を抑制すると宣伝されているわけですが、治験データをみるとデュアル・アクションが臨床成績に良い影響を与えた形跡は見つかりません。むしろGAL-JPN-3、GAL-JPN-5と2回試験して2回失敗したという悪い成績（デュアル・失敗）だけが目立ちます。専門委員の意見もなかなか辛辣です。作用機序によってコリンエステラーゼ阻害薬を使い分ける根拠がないことは治験データから明らかと言えないでしょうか。薬価、適用範囲、用法用量の簡素さのすべてにおいてガランタミンはドネペジルに劣ります。そのうえでこの成績ですから、ガランタミンを第一選択薬にする理由はどこにもありません。一部学術団体が出しているガイドラインでは、ドネペジルと同じくガランタミンも第一選択薬になっていますが、類似薬に過ぎない高薬価医薬品を第一選択薬として推す理由はわかりません。

　もちろん、ドネペジルがまったく効かない、またはドネペジルの副作用が強すぎるなどの理由でドネペジルが使えないときは、ガランタミンへのスイッチングを考慮してもよいので、参考までにGAL-JPN-5試験におけるCIBIC-plusの改善率（全被験者のうち「著明改善」「改善」「軽度改善」「不変」の占める割合）を挙げておきます（図1）。さまざまな解釈ができるデータだと思います。すなわち何も飲まないよりはガランタミンを飲んだほうが多少はマシという解釈もできますし、スイッチングの意味などないという解釈もできます。患者本人と医療従事者の意向で

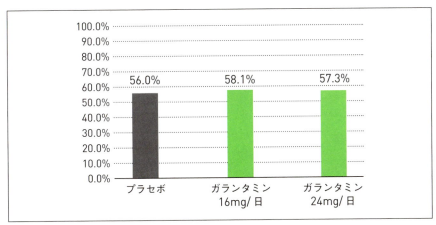

図1　CIBIC-plus（全般的臨床症状評価）の半年後改善率
（レミニール®添付文書より臨床成績の欄の数字を基に筆者作成）

最後は決めることになります。

リバスチグミン

検証の経緯

　リバスチグミンはアセチルコリンエステラーゼと同時にブチリルコリンエステラーゼを阻害する作用をもちます。しかしラットにリバスチグミンまたはドネペジルを投与する動物実験において、脳内アセチルコリン増加作用と脳内アセチルコリンエステラーゼおよびブチリルコリンエステラーゼ阻害作用の関連性を検討したところ、リバスチグミンはドネペジルより強いアセチルコリンエステラーゼ阻害作用に加え、ドネペジルでは認められなかったブチリルコリンエステラーゼ阻害作用を示したにもかかわらず、脳内アセチルコリン積算量はドネペジルと同様だったことから、動物実験で認められた脳内アセチルコリン増加作用にリバスチグミンのブチリルコリンエステラーゼ阻害作用も寄与していると言えるのかと、PMDAより疑義が出されました。成熟ラットの脳内ブチリルコリンエステラーゼ活性はアセチルコリンエステラーゼ活性の5％程度にとどまります。リバスチグミンのブチリルコリンエステラーゼ阻害作用がアセチルコリンエステラーゼ阻害作用より弱いことを考慮すると、リバスチグミンのブチリルコリンエステラーゼ阻害の影響に臨床的意味があるか否かは不明と言わざるを得ない、とPMDAは指摘しています。

　海外ではカプセル剤と貼付薬の両方が販売されていますが、国内でアルツハイマー病患者4人を対象にリバスチグミンカプセル剤の安全性などを確認する第Ⅰ相試験（国内B129試験）を実施した結果、嘔吐が出現し、その後逆流性誤飲性肺炎のため被験者が死亡しました。製薬会社が医薬品副作用被害救済・研究振興調査機構との治験相談を実施したところ、リバスチグミンがドネペジルに比べて悪心・嘔吐の発現率が高いなどの指摘を受け、カプセル剤の国内開発は中止されました。結果、国内では貼付薬しか販売されていません。

　「リバスチグミンパッチはほかの抗認知症薬と比較して消化器症状の出現頻度は低い」と誤解している人がたまにいますが、正確には、「リバスチグミンパッチはリバスチグミンカプセルと比較すれば消化器症状の出現頻度は低い」「リバスチグミンカプセルは消化器症状の高度出現のため国内開発中止になった」「リバスチグミンパッチはほかの抗認知症薬と比較して消化器症状の出現頻度が低いという科学的根拠はない」というのが事実です。日本精神神経学会の機関紙では、リバスチグミンパッチは貼付剤であることから、内服を嫌がるなど経口剤で治療が困難な場合

にも有用と論じられていますが(*精神神経学雑誌. 2012;114(3):255-61*)、薬を嫌がる人にリバスチグミンを貼付するのは薬の強要にあたります。

　リバスチグミンの国内第Ⅱ・Ⅲ相試験（国内1301試験）は、軽度〜中等度のアルツハイマー病患者を対象に、プラセボ対照無作為化二重盲検法で行われました。プラセボ群、9mg/日群、18mg/日群の3群に分けられ、それぞれ24週間投与されました。その結果、ADAS-cog（認知機能）において、9mg/日群とプラセボ群との間に有意差が認められませんでしたが（p = 0.063）、18mg/日群とプラセボ群との間に有意差が認められました（p = 0.005）。ところがCIBIC-plus（全般的臨床症状評価）においては、9mg/日群とプラセボ群との間ならびに18mg/日群とプラセボ群との間に有意差が認められませんでした（それぞれp = 0.063およびp = 0.067）。認知機能と全般的臨床症状の2つの主要評価項目で同時に優越性が証明されるのが承認条件なので、リバスチグミンの有効性を証明することに失敗したということを意味します。

　国内1301試験において、リバスチグミン18mg/日群がCIBIC-plusでプラセボ群に対する優越性が示されなかった理由について、製薬会社は次のようにPMDAに説明しました。2000年に介護保険制度が導入され、2006年には介護保険制度の改正が行われており、国内1301試験（2007-2009年）が実施された時期において高齢者に対する介護サービスが急速に普及していたことを踏まえ、介護サービスの利用「なし」の集団と「あり」の集団に分けて事後解析すると両者の成績が異なったことから、介護サービスの利用がCIBIC-plusによるリバスチグミンの有効性評価に影響した可能性が考えられる、と。

PMDAの最終判断

　PMDAの最終判断は以下のとおりです（筆者要約）。

　　CIBIC-plusに対する有効性については国内1301試験で検証されたとは言い難く、その要因として製薬会社は介護サービスによる影響を挙げているが、一試験の結果のみの事後的な解析等に基づく考察であり、国内1301試験からリバスチグミン18mg/日の有効性は示されたとの製薬会社の主張は受け入れられない。以上より、国内で実施された唯一のプラセボ対照二重盲検比較試験である国内1301試験において、日本人アルツハイマー病患者におけるリバスチグミンの有効性が検証されたとは言い難い。しかしながら、現時点で本邦の臨床現場におけるアルツハイマー病治療薬はドネペジルのみに限られている現状

も考慮すべきと考える。また、認知機能障害に対する有効性については、18mg/日のプラセボに対する優越性が認められ、認知機能障害悪化の抑制が示唆されたこと、リバスチグミン18mg/日の有効性は海外臨床試験において認められていること、海外ではリバスチグミンは標準的治療薬として位置づけられていることを踏まえると、日本人アルツハイマー病患者でも有効性は期待できる。リバスチグミンの承認の可否については、専門協議の議論も踏まえて最終的に判断したい。

その後の専門協議では、専門委員より、「本剤群とプラセボ群との間で有意差が認められたADAS-cogについても変化量（平均値）の差の絶対値はきわめて小さく、臨床的に有効であると判断するには無理があるのではないか」「アルツハイマー病治療薬に対しては、患者やその家族の期待感が非常に大きいことから、本剤の有効性に関して過度な期待が抱かれないようにする必要があり、本剤の臨床試験で認められた有効性は非常に限定的であったことを医師が認識したうえで使用するよう、公正な情報提供を行うべき」との意見が出されました。しかし「ADAS-cogでプラセボに対する優越性が認められたことを踏まえると、有効性は示されたと考えてよい」などの賛成意見を受け、最終的にはPMDAの判断が支持され、リバスチグミンは承認されました。

教訓

一連の試験からはさまざまな教訓が示唆されます。

1. ブチリルコリンエステラーゼ阻害作用の「臨床的意味は不明」

第一に、動物実験の結果に基づき、リバスチグミン独自のブチリルコリンエステラーゼ阻害作用については、PMDA自らが「臨床的意味は不明」と指摘している点です。作用機序によってコリンエステラーゼ阻害薬を使い分ける根拠がないことは、動物実験の結果を踏まえたPMDAの指摘からも明らかと言えないでしょうか。実際、治験データを見ても、アセチルコリンエステラーゼ阻害作用と同時にブチリルコリンエステラーゼ阻害作用をもつことが臨床成績に良い影響を与えた形跡は見つかりません。薬価と適用範囲においてリバスチグミンはドネペジルより劣ります。リバスチグミンを第一選択薬にする理由はどこにもないことがわかるでしょう。一部学術団体が出しているガイドラインでは、ドネペジルと同じくリバスチグミンも第一選択薬になっていますが、類似薬に過ぎない高薬価医薬品を第一選択薬として

推す理由はわかりません。本人が飲み薬よりも貼り薬を熱心に希望するといった事情があればリバスチグミンをドネペジルよりも先に使ってもよいですが、そうした特殊事情がない限り、リバスチグミンは第一選択薬になり得ません。

2. 少量投与はやはり無効

第二に、少量投与はやはり無効という点です。国内1301試験において9mg/日群はADAS-cogとCIBIC-plusのいずれの評価においてもプラセボ群への優越性を示せませんでした。18mg/日群はADAS-cogに関してはプラセボ群への優越性を示せましたので、9mg/日は18mg/日と比べると遥かに無意味であると言えるでしょう。

3. 効果判定はやはり難しい

第三に、効果判定はやはり難しいという点です。国内1301試験において示されたリバスチグミン18mg/日の認知機能改善効果は、半年貼ってADAS-cog 1.2点分でした。ADAS-cogの1点は、封筒に宛名が書けるか、示された図形と同じものが書けるか、今日の曜日がわかるかといったことに相当します。本人と家族への問診だけでこの点差（1.2点分）を鑑別できるという医師は果たしているでしょうか。また、そもそもこの点差に臨床的意味はあるのでしょうか。もちろん、答えは否です。**全般的臨床症状評価で有意差がなかったので、認知機能検査の点数差に臨床的意味はありません**。それが抗認知症薬治験のルールです。統計的有意差が出ているに過ぎない点差を臨床的有意差と誤認しないようにするためにこのルールは作られました。その意味で、このルールには合理性があります。

リバスチグミンを製造販売する製薬会社の社員らが書いた国内1301試験に関する医学論文の抄録において、リバスチグミンパッチは日本人アルツハイマー病患者において好ましい有効性と忍容性を有していると結論づけていますが (*Dement Geriatr Cogn Dis Extra. 2011;1(1):163-79*)、この論文に対しては「筆者が確認する限り、このアブストラクトの結論には粉飾が認められる。リバスチグミン経皮吸収型製剤による全般的臨床症状の改善効果が認められなかった事実に触れずに、認知機能低下の抑制効果が認められたことを拡大解釈して結論づける科学的妥当性はないであろう」との粉飾疑義が出されています (*Rinsho Hyoka (Clinical Evaluation). 2017;45(1):25-34*)。

とはいえ、ドネペジルがまったく効かないまたはドネペジルの副作用が強すぎるなどの理由でドネペジルが使えないときは、リバスチグミンへのスイッチングを考慮してもよいので、参考までにリバスチグミンの国内1301試験におけるADAS-cogの成績を**図2**に挙げておきます。

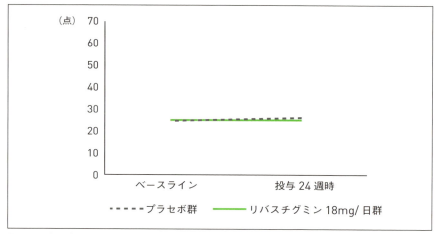

図2 日本人患者に対するベースライン時と投与24週時のADAS-cog点数の群間比較
ADAS-cogの得点範囲は0点（正常）から70点（重度）。
（イクセロン®パッチ添付文書より臨床成績の欄の数字を基に筆者作成）

メマンチン

検証の経緯

　メマンチンの国内後期第Ⅱ相試験IE2101試験は、中等度～高度アルツハイマー病患者を対象に、メマンチン10mg、20mgまたはプラセボを経口投与する無作為化二重盲検並行群間比較試験として行われました。IE2101試験は、海外で行われたMRZ90001-9605試験（二重盲検期）を対象としたブリッジング試験（海外臨床試験データを利用し早期承認取得することを目的に、海外臨床試験の成績が日本人患者でも再現されることを確認するために実施される試験）と位置づけられたため、主要評価項目はMRZ90001-9605試験（二重盲検期）においてプラセボ群と実薬群の間に統計的有意差が観察された2項目、つまり日常生活動作評価尺度であるADCS-ADL（Alzheimer's Disease Cooperative Study-Activities of Daily Living inventory）および認知機能検査であるSIBに設定されました。24週間の投与の結果、SIBにおいて10mg/日群とプラセボ群との間には有意差は認められなかったものの（p = 0.4173）、20mg/日群とプラセボ群との間には有意差が認められました（p = 0.0029）。ところがADCS-ADLにおいては、10mg/日群とプラセボ群との間および20mg/日群とプラセボ群との間に有意差が認められませんでした（それぞれ

p = 0.5267 および p = 0.8975)。2つの主要評価項目で同時に優越性が証明されるのがブリッジング成立条件なので、ブリッジングを検討するための要件を満たさないものと判断されました。また、認知機能に加え、全般的臨床症状評価または日常生活動作の2つの項目でプラセボに対する優越性を示す必要があるとPMDAは考えているので、IE2101試験はメマンチンの有効性を証明することに失敗したと見なされました。なお、副次評価項目であるCIBIC-plus（全般的臨床症状評価）においても、10mg/日群とプラセボ群との間および20mg/日群とプラセボ群との間に有意差が認められませんでした。

そこで国内第Ⅲ相試験IE3501が実施されることになりました。IE2101試験を事後解析したところ、部分集団解析の結果から、介護者の性別およびデイケア・デイサービスの利用の有無がメマンチンの有効性成績に影響を与えた主たる要因であると推察されました。IE3501試験を計画するに当たっては、被験者選択基準において患者さんの日常生活動作の十分な観察が行える介護者条件を設定しました。すなわち介護者が原則として日中週3日以上患者さんと過ごせる、治験期間を通して有効性評価時に常に同一の介護者が立ち会える、ショートステイは規定来院間に延べ6泊を超えないこととする、ベースラインおよび投与24週後の有効性評価前3週間はショートステイを禁止するといった条件が課されました。これらはすべてCIBIC-plusの評価に重要な介護者からの情報の質を向上させるための方策です。

IE3501試験は中等度～高度アルツハイマー病患者を対象に、メマンチン20mgまたはプラセボを経口投与する無作為化二重盲検並行群間比較試験として行われました。主要評価項目はCIBIC-plusおよびSIBです。その結果、SIBにおいて20mg/日群とプラセボ群との間に有意差が認められました（p = 0.0001）。ところがCIBIC-plusにおいては20mg/日群とプラセボ群との間に有意差が認められませんでした（p = 0.3189）。認知機能と全般的臨床症状の2つの主要評価項目で同時に優越性が証明されるのが承認条件なので、メマンチンの有効性を証明することに再び失敗したことになります。

製薬会社は次のようにPMDAに説明しました。IE3501試験を事後解析したところ当該試験においてもデイケア・デイサービスの利用の有無がCIBIC-plusの評価に影響を及ぼしたと推察された、と。

PMDAの最終判断

PMDAの最終判断は以下のとおりです（筆者要約）。

国内主要2試験ではいずれの試験でも、CIBIC-plus（またはADCS-ADL）においてプラセボに対するメマンチンの優越性は示されなかったことから、日本人アルツハイマー病患者におけるメマンチンの有効性が検証されたとは言い難い。また、CIBIC-plusの評価においてメマンチンの有効性が確認できなかった理由としてデイケア・デイサービスによる影響が挙げられていることについて、事後的に実施された部分集団解析に基づく考察であり、この考察から本来メマンチンが有する有効性がデイケア・デイサービスの影響により検出できなかったと結論づけることはできない。しかしながら、本邦の臨床現場におけるアルツハイマー病の治療薬の選択肢がきわめて限られている現状も考慮すべきであると考える。また、認知機能障害に対するメマンチン20mg/日の有効性は国内主要2試験のいずれにおいても示されていること、メマンチン20mg/日の有効性は海外臨床試験で認められ、海外では標準的治療薬として位置づけられていることを踏まえると、日本人アルツハイマー病患者でも一定の有効性は期待できる。以上より、メマンチンの承認については専門協議の議論も踏まえて最終的に判断したい。

　その後の専門協議では、専門委員より、「種々のスコアの変化からはプラセボと比較して改善している印象はあるが、統計的な有意差がみられないということは薬効がきわめて限定的であると取れ、本薬の有効性については確たる証拠が得られたとは言えない」「デイケア・デイサービスありの集団では本薬群でプラセボ群より悪化する結果となっている」「デイケア・デイサービスが問題であったのか明確ではない」との意見が出されました。しかし「本邦においてアルツハイマー病治療薬の選択肢がきわめて限られているという現状の打開を考慮する視点は重要と考える」などの賛成意見を受け、最終的にはPMDAの判断が支持され、メマンチンは承認されました。
　承認後、ドネペジル服用中の中等度から高度アルツハイマー病患者（MMSE 1点以上14点以下）546人を対象に、メマンチン20mgまたはプラセボを24週間併用投与する無作為化二重盲検並行群間比較試験が実施されました（*Geriatric Medicine. 2016;54(11):1147-58*）。SIBの点数には、両群間で有意差は認められませんでした（$p = 0.2437$）。

教訓

一連の試験からはさまざまな教訓が示唆されます。

1. 少量投与はやはり無効

第一に、少量投与はやはり無効という点です。IE2101試験において10mg/日群は認知機能においてもプラセボ群への優越性を示せませんでした。20mg/日群は認知機能に関してはプラセボ群への優越性を示しましたので、10mg/日は20mg/日と比べると遥かに無意味であると言えるでしょう。

2. 効果判定はやはり難しい

第二に、効果判定はやはり難しいという点です。メマンチン試験において使われた認知機能検査はSIBです。IE3501試験で示された20mg/日の認知機能改善効果は半年飲んでSIB 4.53点分でした。SIBは進行した認知症の人向けの認知機能検査ですが、一般臨床医でSIBを実施した経験がある、あるいは点数の解釈ができるという人はどれくらいいるでしょうか。また、そもそもこの点差に臨床的意味はあるのでしょうか。もちろん、答えは否です。**全般的臨床症状評価で有意差がなかったので、認知機能検査の点数差に臨床的意味はありません。**

3. 併用投与にあまり意味はなさそう

第三に、ドネペジルの併用投与に意味はあまりなさそうという点です。承認後に行われた併用投与に関する試験の結果がすべてを物語っています。

薬価、適用範囲、用法用量の簡素さのすべてにおいて、メマンチンはドネペジルに劣ります。そのうえでこの成績ですから、メマンチンを第一選択薬にする理由はどこにもないことがわかるでしょう。一部学術団体が出しているガイドラインでは、ドネペジルと同じくメマンチンも第一選択薬になっていますが、類似薬に過ぎない高薬価医薬品を第一選択薬として推す理由はわかりません。

とはいえ、メマンチンの作用機序はドネペジルと決定的に違います。ドネペジルで比較的よくみられるアセチルコリン刺激による消化器系副作用（食欲不振、悪心、嘔吐、下痢など）はメマンチンにはあまりみられません。消化性潰瘍があるなどの既往歴によってはメマンチンが第一選択薬となるでしょう。

まとめ

抗認知症薬国内治験のほとんどで認知機能では有意改善がみられたものの全般的臨床症状評価ではそうならず、薬の有効性は証明されていません。それなのにPMDAがすべての治療薬を承認した論理をまとめると、「海外においては標準治療

薬だから」と、「本邦の臨床現場においてアルツハイマー病治療薬の選択肢が限られているから」という、非科学的かつ非論理的な理由です。この理屈が成り立つならそもそも国内治験は存在する必要がありません。目の前のアルツハイマー病患者に抗認知症薬を使うべきか迷った際は、まずこの承認経緯を思い出してください。

POINT

大前提
・ガランタミン、リバスチグミン、メマンチンは国内治験でプラセボへの優越性を検証失敗

事実
・規制当局は非科学的理由で発売承認
・類似薬に比べて割高

結論
・第一選択薬にはなり得ない
・使わないのが基本

4 レビー小体型認知症に対する抗認知症薬の有効性

　2018年現在、レビー小体型認知症に効能・効果を有する医薬品はドネペジルだけです。ここではレビー小体型認知症に関するドネペジル国内治験について述べます。出典は本 Lesson 3 の 2、3 と同じく PMDA のウェブサイトで公開されている国内治験データです。

　レビー小体型認知症は、大脳と脳幹の神経細胞脱落と α-シヌクレイン陽性の細胞内封入体であるレビー小体の多数の出現を病理学的特徴とする認知症であり、アルツハイマー病と同様に脳内コリン作動性神経の障害を特徴としています。ゆえに、コリンエステラーゼ阻害薬であるドネペジルは、コリン作動性神経が障害されているレビー小体型認知症患者でも有効性を示すことが理論的に期待されます。レビー小体型認知症に対するドネペジルの早期承認を求める要望書が、2013 年 6-11 月に日本老年精神医学会、日本認知症学会および日本認知症ケア学会などから厚生労働省および PMDA 宛に提出されています。

　国内治験実施当時、レビー小体型認知症について治療薬として承認された薬剤は世界中どこにもなく、レビー小体型認知症の効能取得のために必要な臨床試験のデザインや評価方法も確立していませんでした。本 Lesson 3 の 2、3 で触れた抗認知症薬臨床評価ガイドラインはアルツハイマー病を対象の中心に据えて策定されており、アルツハイマー病以外の認知症性疾患に必ずしもすべてを適用できるわけではありません。

検証の経緯

1. E2020-E044-316 試験

　実際、うっかり適用してしまった場合はどうなってしまうのでしょうか。興味深いデータがあります。レビー小体型認知症と神経病理は同じである「認知症を伴うパーキンソン病」を対象に、ドネペジルの有効性および安全性を検討することを目的とした、プラセボ対照無作為化二重盲検並行群間比較試験が海外 123 施設で行われました（E2020-E044-316 試験）（**表 8**）。抗認知症薬臨床評価ガイドラインそのま

表8 認知症を伴うパーキンソン病を対象にしたドネペジル海外試験の結果まとめ

試験名	投与量 （1日量）	ADAS-cog （認知機能）	CIBIC-plus （全般的臨床症状）
E2020-E044-316	5mg	×	×
	10mg	×	○

○＝プラセボとの有意差あり、×＝プラセボとの有意差なし

まに、主要評価項目を ADAS-cog（認知機能）と CIBIC-plus（全般的臨床症状）に設定したところ、CIBIC-plus においてはドネペジル 5mg/日群とプラセボ群との間には有意差が認められなかったものの（p = 0.113）、ドネペジル 10mg/日群とプラセボ群との間に有意差が認められたのですが（p = 0.040）、ADAS-cog では、5mg/日群とプラセボ群との間および 10mg/日群とプラセボ群との間に有意差が認められませんでした（それぞれ p = 0.050 および p = 0.076）。

かくして E2020-E044-316 試験は承認取得に失敗し、ドネペジルは認知症を伴うパーキンソン病に無効という科学的根拠ができたわけですが、興味深いのは副次評価項目として設定された MMSE です。MMSE は ADAS-cog と同じく認知機能を測定する検査ですが、その MMSE 点数は 5mg/日群とプラセボ群との間および 10mg/日群とプラセボ群との間に有意差が認められていました（それぞれ p < 0.001 および p < 0.001）。

さて、レビー小体型認知症の必須症状はアルツハイマー病と同じく認知機能障害ですが、ADAS-cog は軽度～中等度アルツハイマー病の評価のために開発された認知機能検査であり、アルツハイマー病に特徴的な記憶障害の評価に焦点が置かれています。一方、レビー小体型認知症の初期には記憶障害が目立たないことがあるので、ADAS-cog はレビー小体型認知症の評価には適さない可能性が考えられます。むしろ認知機能全般を評価可能であり、かつ国際的に認知され、認知症全般の認知機能評価に使用されている MMSE が評価項目として適切と考えられました。さらに、レビー小体型認知症の中核症状は、幻視、認知機能変動といった精神症状・行動障害が含まれていることから、10 項目から成る精神症状・行動障害の評価指標である NPI（Neuropsychiatric Inventory）に、睡眠と認知機能変動の 2 項目を追加した改訂版 NPI-12 が、レビー小体型認知症の精神症状・行動障害の評価に利用可能と判断されました。そこで CIBIC-plus に代わり、NPI-12 が主要評価項目として検討されました。

2. 431 試験

　以上より、まず仮説を生成するための探索的試験として 431 試験が実施されました。日本人レビー小体型認知症患者（MMSE 得点：10 点以上 26 点以下）140 例を対象に、ドネペジル 10mg、5mg、3mg またはプラセボを 12 週間投与する無作為化二重盲検並行群間比較試験です。主要評価項目は設定されず、18 個の評価項目が設定されました。それらのうち、ドネペジルの添付文書に記載されている主な結果を以下に示します。

　認知機能を評価する MMSE 得点の変化量（最終時）のプラセボ群との差は、3mg/日群、5mg/日群、10mg/日群それぞれ 1.8 点、4.1 点、2.8 点であり、すべての群でプラセボ群と比較して改善が認められました（それぞれ $p = 0.046$、$p < 0.001$、$p < 0.001$）。CIBIC-plus において、3mg/日群、5mg/日群、10mg/日群はいずれもプラセボ群と比較して優れていました（それぞれ $p < 0.001$、$p = 0.001$、$p = 0.001$）。NPI-2（精神症状・行動障害のうち、幻覚と認知機能変動の 2 つを評価する）得点の変化量（最終時）のプラセボ群との差は、3mg/日群、5mg/日群、10/日 mg 群それぞれ − 2.4 点、− 3.6 点、− 5.2 点であり、プラセボ群と比較して改善が認められました（それぞれ $p = 0.086$、$p = 0.001$、$p < 0.001$）。

　これらの結果をまとめると表 9 になります。これだけみるとドネペジルは非常に有効な薬のように見えますが、実はいくつか落とし穴があります。第一に、431 試験は 18 個の評価項目が設定されているのに、検定の多重性が調整されていません。1 つの実験系で統計的検定を繰り返すと、1 回のみ検定を行った場合より擬陽性の可能性が高くなります。これを排除するのが検定の多重性の調整です。逆に言うと多重性が調整されていないと擬陽性の可能性を排除できなくなるので、p 値が 0.05 未満だからといって統計的有意差ありとは認められなくなります。第二に、431 試験では臨床的な仮説や判断基準を設定していないため、統計的観点からでは

表9　431 試験結果まとめ（レビー小体型認知症）

ドネペジル （1 日量）	MMSE （認知機能）	CIBIC-plus （全般的臨床症状）	NPI-2 （精神症状・ 行動障害）
3mg	○	○	×
5mg	○	○	○
10mg	○	○	○

○＝プラセボ群と比べたときの p 値が 0.05 未満
×＝プラセボ群と比べたときの p 値が 0.05 以上

なく実施可能性の観点から被験者数（160例、各群40例）が設定されたので、試験結果に統計的意味はありません。被験者数が統計的観点から設定されなかった以上、結果に統計的意味がないのは自明のことです。

さて、ドネペジル添付文書の臨床成績の欄では、431試験のp値が0.05未満の評価項目について、「プラセボ群と比較して有意に優れていた」「プラセボ群と比較して有意な改善が認められた」と記載されていますが、ここでいう「有意」は統計的有意という意味ではありません。その証拠に、同じ欄に「本試験は探索的試験であり、主要評価項目は選択せず、試験項目毎・用量毎の検定の多重性も制御していない」との但し書きが書かれています。これの意味するところは、431試験では擬陽性の可能性が排除されていないということです。「有意に優れていた」「有意な改善」という表現の意味するところを、「統計的有意な改善」あるいは「臨床的有意な改善」と誤読しないよう注意してください。431試験は、3mg/日や5mg/日や10mg/日の有効性を証明していません。431試験は仮説を生成するための探索的試験なので、試験結果は何であれ仮説にとどまります。その仮説に基づいて行われる検証的試験にこそ意味はあるのです（巻末付録②「検証的試験と探索的試験」を参照）。

3. 341試験

431試験の結果に基づき設定された検証的試験が341試験です。対象は同じく日本人レビー小体型認知症患者で、対照薬も同じくプラセボです。3mg/日の有効性を証明するのはあきらめ、試験用量は5mg/日と10mg/日に絞られました。主要評価項目はMMSEとNPI-2の2つに絞られました。検定の多重性はHochbergの方法で調整されました。症例数設計は、431試験の成績を参考に、試行回数1000回におよぶシミュレーションにより実施されました。その結果、プラセボ群と5mg/日群の比較に対する有意差を検出する検出力を80%以上とするための症例数は、少なくとも126例（42例/群）必要とされました（検出力80.7%）。このとき、プラセボ群と10mg群の比較に対する有意差を検出する検出力は85.4%となりました。最大の解析対象集団（Full Analysis Set：FAS）から除外される症例の割合を全体の10%と仮定し、目標症例数は141例（各群47例）となりました。このように341治験は主要評価項目が事前に設定され、検定の多重性も調整され、5mg/日と10mg/日の有効性を検討するのに十分な症例数が設定されました。

結果は以下のとおりです。レビー小体型認知症患者を対象に、ドネペジル5mg、10mgまたはプラセボを12週間投与した結果、認知機能を評価するMMSE得点の変化量（最終時）のプラセボ群との差は、5mg/日群、10mg/日群それぞれ0.8点、

表10　341試験結果まとめ（レビー小体型認知症）

ドネペジル （1日量）	MMSE （認知機能）	NPI-2 （精神症状・ 行動障害）
5mg	×	×
10mg	○	×

○＝プラセボとの有意差あり、×＝プラセボとの有意差なし

1.6点であり、10mg/日群のみプラセボ群と比較して有意な改善が認められました（それぞれ p = 0.232, p = 0.016）。精神症状・行動障害のうち、NPI-2の得点の変化量（最終時）のプラセボ群との差は、5mg/日群、10mg/日群それぞれ＋0.4点、－0.7点であり、5mg/日群、10mg/日群ともにプラセボ群との間に有意差は認められませんでした（それぞれ p = 0.661, p = 0.391）。ちなみにNPI-2ではマイナス値が改善を示します。

これらの結果をまとめると**表10**になります。2つの主要評価項目で同時に優越性が証明されるのが承認条件なので、ドネペジルの有効性を証明することに失敗したことになります。

4. PMDAの最終判断

PMDAの最終判断は以下のとおりです（筆者要約）。

　試験成績を基に、レビー小体型認知症に対するドネペジルの臨床的に十分な有効性が検証されたとまでは判断できない。しかしながら、MMSEを用いた認知機能障害に対する評価においては、ドネペジル10mgでは、431試験および341試験のいずれにおいてもプラセボに対する優越性が示されている。また、国内外のガイドラインなどにおいて、レビー小体型認知症に対するアセチルコリンエステラーゼ阻害薬の使用が推奨され、ドネペジルが臨床現場において使用されている実態があるにもかかわらず、レビー小体型認知症を効能・効果として承認された薬剤は国内に未だ存在しない。さらに341試験の結果にもドネペジルを臨床使用することに関する重要な知見が少なからず示されているとして、ドネペジルの臨床使用に関する要望が学会などから出されていること、341試験の結果を踏まえて現時点で必ずしも検証されていない本薬の有効性を製造販売後臨床試験で明らかにする計画であることから、ドネペジルをレビー小体型認知症に使用する薬剤として、臨床現場での使用に供することに意義が

あるものと判断した。以上の判断の妥当性については、専門協議の議論を踏まえて最終的に判断したい。

その後の専門協議では、専門委員より、「レビー小体型認知症に対するドネペジルの有効性が検証されていないことを医療現場に対して明確にする必要がある」「製造販売後にプラセボ対照試験を実施する必要性について医療現場に適切な情報提供を行ったうえで、当該試験を実施する必要がある」「既承認のアルツハイマー病へのドネペジルの投与については、適切な診断がなされずに認知症症状のみを以て投与されていることが多く、レビー小体型認知症についても同様の状況となることが懸念され、また、ドネペジルの有効性が得られていないにもかかわらず漫然と投与される可能性もあるため、ドネペジルが適切な対象に使用されるような対策が必要である」との意見が出されました。しかし、「ガイドラインなどにおいて、レビー小体型認知症に対するアセチルコリンエステラーゼ阻害薬の使用が推奨され、ドネペジルが臨床現場において使用されている実態がある」などの賛成意見を受け、最終的に PMDA の判断は支持され、製造販売後に全般的臨床症状を確認するためのプラセボ対照試験を実施することを条件に、ドネペジルの効能追加は承認されました。

教訓
一連の試験からはさまざまな教訓が示唆されます。

1. 必ずしもパーキンソン症状を悪化させていない

レビー小体型認知症の中核症状の1つはパーキンソン症状です。従来、パーキンソン病では線条体のドーパミン系機能が低下し、相対的にアセチルコリンが優位になっていると考えられていました。そのため脳内のアセチルコリンを増加させる薬をパーキンソン症状のある人に投与すると、相対的にドーパミンがますます不足し、パーキンソン症状を悪化させるという「バランス説」が提唱されることもありました。

しかしながら治験データをみる限り、レビー小体型認知症の人にドネペジルを投与しても、必ずしもパーキンソン症状を悪化させていません。341 試験で評価されたパーキンソン病評価尺度である UPDRS (Unified Parkinson's Disease Rating Scale) part III の変化量は、プラセボ群-1.0 ± 4.6、5mg/日群-1.8 ± 7.7、10mg/日群 0.5 ± 5.3 でした。変化量にほとんど差がないのでパーキンソン症状のあるレ

ビー小体型認知症にドネペジル投与を試みてもよいと言えそうです。ただし、431試験および341試験では、パーキンソン病の重症度分類であるHoehn-Yahrの分類でⅣ度以上の症例は組み入れ段階で除外されていました。ゆえに、Hoehn-Yahrの重症度分類がⅢ度以下のレビー小体型認知症の人の認知機能に対するドネペジルの有効性と安全性の科学的根拠はあるけれども、Hoehn-Yahrの重症度分類がⅣ度以上のレビー小体型認知症の人に対するドネペジルの有効性と安全性の科学的根拠はないと言えます。ちなみに、Hoehn-Yahr Ⅳ度は高度のパーキンソン症状を示すが歩行は介助なしにどうにか可能な状態、Ⅴ度は車椅子での生活や寝たきりとなる状態です。

2. 有効性が認められたのはドネペジル10mg/日の認知機能障害に対する効果のみ

認知機能障害に対する有効性はドネペジル10mg/日においてのみ認められ、精神症状・行動障害に対するドネペジルの効果はプラセボへの優越性を示せませんでした。認知症を伴うパーキンソン病に対するドネペジルの効果も、プラセボへの優越性を示せていません。

以上をまとめると**表11**となります。

3. 5mg/日まで減量可

ただし、5mg/日に有効との科学的根拠がないからといってやみくもに10mg/日にこだわった処方をする必要はありません。添付文書には、「レビー小体型認知症では、日常生活動作が制限される、あるいは薬物治療を要する程度の錐体外路障害を有する場合、本剤の投与により、錐体外路障害悪化の発現率が高まる傾向がみられていることから、重篤な症状に移行しないよう観察を十分に行い、症状に応じて減量または中止など適切な処置を行うこと」と記載されており、用法用量の欄には、「通常、成人にはドネペジル塩酸塩として1日1回3mgから開始し、1～2週

表11 臨床試験で検証された、認知症を伴うパーキンソン病およびレビー小体型認知症に対するドネペジルの科学的根拠

対象疾患	ドネペジル5mg/日	ドネペジル10mg/日
認知症を伴うパーキンソン病	無効との科学的根拠あり	無効との科学的根拠あり
Hoehn-Yahrの重症度分類がⅢ度以下あるいはパーキンソン症状のないレビー小体型認知症	無効との科学的根拠あり	・認知機能障害には有効との科学的根拠あり ・精神症状・行動障害には無効との科学的根拠あり
Hoehn-Yahrの重症度分類がⅣ度以上のレビー小体型認知症	科学的根拠なし	科学的根拠なし

間後に5mgに増量し、経口投与する。5mgで4週間以上経過後、10mgに増量する。なお、症状により5mgまで減量できる」と記載されていることから、いったん10mg/日に増量してみてパーキンソン症状などの副作用で継続不可能な場合は、5mg/日に減量して継続投与して構わないということです。これは341試験継続投与期において、10mg/日から5mg/日への減量例でMMSEの改善が維持されていたことが理由になっています。ただし3mg/日の有効性は検証されていませんので、3mg/日の継続投与は不可です。

まとめ

　結局のところ、検証的試験（341試験）に失敗し、仮免状態のままで適用拡大された医薬品なので、積極的に使う理由はどこにもありません。精神症状・行動障害に無効なのですから、「幻視があるからドネペジル」は間違いです。レビー小体型認知症は、認知機能障害以外にも多彩な症状がみられる言わば「全身病」であり、「レビー小体型認知症だからドネペジル」という単純な対応も間違いです。専門委員の「既承認のアルツハイマー病へのドネペジルの投与については、適切な診断がなされずに認知症症状のみを以て投与されていることが多く、レビー小体型認知症についても同様の状況となることが懸念される」という指摘に耳を傾けるべきでしょう。

　とはいえ、診断がはっきりしている典型例かつドネペジルを使用した場合の安全性に問題がない例（服薬管理できる介護者または施設職員がいる、消化性潰瘍や心疾患の既往がない、興奮や攻撃性がない、パーキンソン症状がないか軽度などのすべての条件をクリア）においては、患者本人や介護者にドネペジルに関する情報提供（唯一の治療薬で認知機能障害が進行しにくくなると期待できる、それ以外の効果は期待できない、副作用が出現することがある）をしてもよいと考えます。341試験の継続期の結果をみると、最初の12週間プラセボを割り当てられていた群も、実薬が割り当てられる継続期に入るとMMSEの点数が上昇し、当初からの実薬群に追いつきました。つまり投与開始時期が多少遅れても、大勢に影響はないという科学的根拠があります。ゆえにドネペジル開始するかどうかは本人や家族にじっくり時間をかけて考えてもらって構いません。診断後即投与すべきという科学的根拠はありません。患者本人が使用を希望した場合は、3mg/日から開始し2週間で5mg/日に増量した後、4週間以上経過をみたうえで10mg/日に増量します。少量投与継続の科学的根拠はありません。3mg/日や5mg/日の段階で副作用が疑われれば中止します。

10mg/日で錐体外路障害などの副作用が出現すれば5mg/日に戻します。341試験の継続期では、104例中19例（18％）が医師の判断で5mg/日に減量されましたが、PMDAによるとMMSEの点数に大きな差はみられなかったとのことなので、10mg/日にこだわる必要はありません。些末なテクニックですが、10mg/日に増やす際はいったん5mg錠1日2錠を処方し（副作用などが疑われた際は5mg錠1日1錠に減らすよう介護者などに指示）、次の外来で安全性に問題がなければ10mg錠1日1錠を処方するという方法を筆者は取っています。そうすれば副作用などが疑われて1日1錠に減らした際に、薬が無駄にならずに済むからです。ではなぜ5mg錠2錠をずっと出さずに副作用がないのを確認した後に10mg錠1錠に切り替えるのかというと、5mg錠2錠と10mg錠1錠を比べると後者の薬価が安いからです。

　レビー小体型認知症におけるドネペジル使用アルゴリズムは以下のとおりです。

POINT

無しが基本
・第Ⅲ相試験は失敗
・精神症状・行動障害に無効

10mg 試用
・それでも使うなら10mg/日まで漸増
・少量投与継続の科学的根拠無し

5mg 減量可
・錐体外路障害など副作用あれば減量
・5mg/日に減量例は薬効保たれる傾向あり

5 海外データから

コリンエステラーゼ阻害薬の検証

　治験でよく使われた認知機能検査であるADAS-cogは、70点満点の心理検査で、点数が高いほどに認知機能障害が高度であることを示し、4点以上差があると臨床的に意味があるとされます。コリンエステラーゼ阻害薬の有効性と安全性を検証した10本のランダム化比較試験（RCT）を解析したコクランレビューでは、軽度〜高度のアルツハイマー病患者にコリンエステラーゼ阻害薬を承認用量で6か月投与した場合、プラセボに比べてADAS-cogにて2.37点（95％信頼区間2.02-2.73、$p < 0.00001$）の改善が認められるにとどまり、多くのアルツハイマー病患者にとって<u>臨床的に意味のある認知機能改善は期待できない</u>と示唆されました（*Cochrane Database Syst Rev. 2006;(1):CD005593*）。

　アルツハイマー病患者にコリンエステラーゼ阻害薬を投与する臨床試験に関する別のメタ解析では、臨床的有意差（ADAS-cogで4点以上の改善）を達成するために必要な患者数（number needed to treat：NNT）は10（95％信頼区間8-15）、著明改善（全般的臨床症状評価で2段階以上の改善）を達成するためのNNTは42（95％信頼区間26-114）でした（*CMAJ.2003; 169(6):557-64*）。抗認知症薬を出しても効いたと実感できるのは10人に1人、著効したと思えるのは40人に1人と言われると、日常臨床の印象に合うと感じる読者もいるのではないでしょうか。これが根治効果のある薬であればNNTが10であっても全例に投与すべきですが、せいぜい一時的に症状進行を抑制するにとどまる効果しか期待できないうえ、認知症＝アルツハイマー病ではないので<u>「認知症の9割以上に薬は無意味」</u>と言って差し支えありません。

　なお、同じメタ解析では、有害事象が発生する患者数（number needed to harm：NNH）は12（95％信頼区間10-18）で、NNTとNNHは近いと報告されています。抗認知症薬を中断するとそれまで得られていた治療効果が失われるとよく言われます。米国におけるドネペジルのプラセボ対照第Ⅲ相試験では、投与中はADAS-cogなどの点数は実薬群がプラセボ群を上回ったものの、24週間投与後に

中止したところ実薬群はプラセボ群を上回る速度で悪化し、中止後6週で群間差が消失しました(Neurology. 1998;50(1):136-45)。薬剤投与中のみ認知機能改善効果が得られ、中止後に差がなくなるということは、抗認知症薬は疾病そのものの進行を抑制しているわけではないと考えられます。

なぜなら、仮に疾病そのものの進行を抑制しているのであれば、24週間投与後に中止したとしても、24週間投与した分の進行抑制効果は中止後6週経っても観察されるはずだからです。この事実を前提として、抗認知症薬添付文書の効能・効果の欄には「認知症症状の進行抑制」、効能・効果に関連する使用上の注意の欄には「認知症の病態そのものの進行を抑制するという成績は得られていない」との文言が記載されています。

これらの事情により、抗認知症薬の投与を中止すれば無治療の状態に戻る可能性があるとの警告がパンフレットなどを通して発せられています。こんな警告を浴びせられれば、飲んでいる本人や家族は医学に素人なので、絶対に薬をやめたくないと思うでしょう。しかし、科学的根拠を前提とすれば、薬を飲み続けて臨床的に意味のある効果が期待できるのはせいぜい10人に1人で、9割方無意味な薬です。ということは薬をやめることによって臨床的に意味のある効果が失われるおそれがあるのもせいぜい10人に1人ということになります。**薬をやめても9割以上は心配なし**なのです。そうすると抗認知症薬による副作用が疑われた際に取るべき処置は、薬をいったんやめてみるということになります。実はこれは、添付文書に記載されている対処法でもあります。

抗認知症薬中止を医師が提案すれば、本人や家族は医学に素人なので不安に思うかもしれません。しかし副作用が疑われているのに薬を続ければ、それが本当に副作用かどうかだれにも判断できなくなります。中止よりも継続のほうがより危険です。なお、中止によって認知症症状が急激に悪化した場合には、投与再開するという危険回避策があります。ゆえに中止後1、2週後に再診察し、万が一の急性悪化に備えたほうがよいでしょう。それで本人や家族の不安も和らぐと思います。

3種類のコリンエステラーゼ阻害薬(ドネペジル、ガランタミン、リバスチグミン)の間に有効性または安全性に差があるという科学的根拠は、コクランレビューでは見つかっていません(Cochrane Database Syst Rev.2006;(1): CD005593)。**できるだけ安価な薬を使うよう推奨**するNICEの姿勢はきわめて合理的です。

メマンチンの検証

　メマンチンに関するプラセボ対照RCTを解析したコクランレビューでは、中等度～高度のアルツハイマー病患者にメマンチンを6か月投与した場合、プラセボに比べて、SIB（認知機能）において100点満点中2.97点（95％信頼区間1.68-4.26、p＜0.00001）、ADCS-ADLsev（日常生活動作）において54点満点中1.27点（95％信頼区間0.44-2.09、p＝0.003）、NPI（精神症状・行動障害）において144点満点中2.76点（95％信頼区間0.88-4.63、p＝0.004）、CIBIC-plus（全般的臨床症状）において7点満点中0.28点（95％信頼区間0.15-0.41、p＜0.0001）の改善効果が認められました（*Cochrane Database Syst Rev. 2006;(2):CD003154*）。

　一方、同レビューでは、軽度～中等度のアルツハイマー病患者にメマンチンを6か月投与した場合、プラセボに比べて、ADAS-cogにおいて70点満点中0.99点（95％信頼区間0.21-1.78、p＝0.01）しか改善効果が認められず、CIBIC-plusにおいても7点満点中0.13点（95％信頼区間0.01-0.25、p＝0.03）しか改善効果が認められず、ADCS-ADL23（日常生活動作）とNPIでは改善効果が認められませんでした。著者らは中等度～高度のアルツハイマー病へのメマンチンの効果は小さく、軽度～中等度のアルツハイマー病へのメマンチンの効果は臨床的に検出不可能と結論づけています。

　ここで用心してほしいのは、このコクランレビューによってメマンチンの精神症状・行動障害への治療効果が示唆されたわけではないという点です。というのも、抗認知症薬の有効性を検証するRCTは精神症状・行動障害への治療効果判定を目的にしているわけではないからです。半年間投与してみて、精神症状・行動障害の変化がプラセボ群よりもメマンチン群のほうが好ましかったと言っているに過ぎません。たとえば投与期間中に精神症状評価尺度において焦燥が発現したのは実薬群1739例中134例（7.71％）に対し、プラセボ群1837例中175例（9.53％）で実薬群のほうが少なかったのですが、その差はわずかです（オッズ比0.78, 95％信頼区間0.61-0.99, p＝0.04）。すなわち中等度～高度アルツハイマー病患者17人が6か月メマンチンを内服し続ければ、そのうち1人は焦燥を発現しないというささやかな予防効果が示唆されたに過ぎません。治験開始時にすべての患者さんに焦燥があったわけではないので、治療効果については何とも言えません。ここで挙げられたRCTは、すべてアルツハイマー病中核症状への有効性を検証する目的のものばかりです。いわばほかの目的の研究の事後分析を根拠にメマンチンは焦燥に効くと主張したり、イライラや焦燥感がみられるアルツハイマー病患者にメマンチンを第

表12 メマンチンに関するRCTの統合解析で高頻度にみられた有害事象

	メマンチン群	プラセボ群
焦燥	7.5%	12.0%
転倒	6.8%	7.1%
めまい	6.3%	5.7%
事故による外傷	6.0%	7.2%
インフルエンザ様症状	6.0%	5.8%
頭痛	5.2%	3.7%
下痢	5.0%	5.6%

(Farlow MR, et al. Memantine for the treatment of Alzheimer's disease: tolerability and safety data from clinical trials. Drug Saf. 2008;31(7):577-85)

一選択薬にするよう勧めたりする一部独自論考がありますが、EBMの誤用そのものです。**メマンチンに鎮静効果はない、メマンチンが焦燥に効く科学的根拠はない、精神症状でコリンエステラーゼ阻害薬とメマンチンを使い分ける科学的根拠はない**という基本的事実をしっかり押さえる必要があります。

6本のRCTを統合した解析によると、メマンチンのRCTで最も多く報告された有害事象は、実薬群、プラセボ群ともに焦燥でした（*Drug Saf. 2008;31(7):577-85*）（**表12**）。原疾患の症状に似た副作用は、原疾患の悪化と誤認されやすいです。つまり本当は副作用なのに「病気が悪くなったのだから仕方ない」と見過ごされがちです。メマンチン使用中のアルツハイマー病患者に焦燥が出現した場合、それが副作用なのか原疾患の悪化なのか区別しにくいことをRCTは示唆しています。ではどう区別すればよいのでしょうか。添付文書には以下のように書かれています。

　「精神症状（激越、幻覚、錯乱等）があらわれることがあるので、観察を十分に行い、異常が認められた場合には投与を中止するなど適切な処置を行うこと」

製薬会社がこのような警告を発している以上、メマンチン使用中に精神症状がみられた場合に医師が検討すべき処置は明らかです。EBMを誤用した独自論考に惑わされることなく、製薬会社の警告にきちんと耳を傾けましょう。

コリンエステラーゼ阻害薬とメマンチンの併用、比較

　コリンエステラーゼ阻害薬とメマンチン 20mg/日の併用療法を検証した RCT3 本に関するメタ解析において、中等度～高度アルツハイマー病患者に限定すると、併用療法は単独療法に比べて統計的有意な症状改善がみられたものの、その差があまりに小さいので、臨床的に意味があるかどうかは不明と研究者らは結論しています (Dement Geriatr Cogn Dis Extra. 2012;2(1):546-72)。その後、コリンエステラーゼ阻害薬にメマンチン 28mg/日を併用する RCT を追加したメタ解析を別の研究者らが行い、統計的有意差が得られたのを理由に併用療法を推奨していますが、メマンチン 28mg/日は国内未承認用量なので、日本での診療の参考にはなりません。ゆえに併用療法を積極的に行う根拠はないと言えます。

　ドネペジル単独とメマンチン単独と併用療法の三者を直接比較したプラセボ対照無作為化二重盲検比較試験として DOMINO study という研究があります。英国の在宅アルツハイマー病患者で、3 か月以上ドネペジル 10mg/日を投与中で重症度が中等度～高度（MMSE のスコアが 5-13 点）の 295 人を対象に、a）ドネペジル中断（プラセボ群）、b）ドネペジル継続（ドネペジル群）、c）ドネペジル中断しメマンチン 20mg を追加（メマンチン群）、d）ドネペジル継続しメマンチン 20mg を追加（ドネペジル＋メマンチン群）の 4 群に分けて 52 週間フォローした研究です。複合評価項目は sMMSE（標準化された MMSE、30 点満点、点数が高いほど認知機能が高い、1.4 点差があれば臨床的有意差あり）および BADLS（Bristol Activities of Daily Living Scale、日常生活の機能障害を評価、60 点満点、点数が高いほど障害が重い、3.5 点差があれば臨床的有意差あり）です。結果、ドネペジル群はプラセボ群に比べて sMMSE で 1.9 点、BADLS で 3.0 点の統計的有意な改善傾向がみられました。メマンチン群もプラセボ群に比べて sMMSE で 1.2 点、BADLS で 1.5 点の統計的に有意な改善傾向がみられました。ドネペジルとメマンチンの効果に統計的有意差はみられませんでした。ドネペジルとメマンチンの併用群とドネペジル単独群を比べても、sMMSE と BADLS で統計的有意差はみられませんでした。ドネペジルを中止すると離脱症状こそみられなかったものの、研究からのドロップアウトはドネペジル継続群よりもドネペジル中止群のほうにより多くみられました。

　DOMINO study はさまざまなことを示唆しています。第一に、ドネペジル単独であろうがメマンチン単独であろうがドネペジル・メマンチン併用であろうが、経過に大差はないということです。第二に、ドネペジルを中止すると sMMSE と

BADLS に低下がみられたことから、重症度が中等度～高度であっても少なくとも在宅生活を維持している間は、副作用が疑われない限りコリンエステラーゼ阻害薬を継続したほうがよさそうということです。

コリンエステラーゼ阻害薬のスイッチング

　コリンエステラーゼ阻害薬のスイッチングに関する臨床試験をまとめた系統的レビューでは、最初のコリンエステラーゼ阻害薬が無効であったり副作用で使えなかったりしてスイッチングした場合、2つ目のコリンエステラーゼ阻害薬は有効であったり副作用が少なかったりする可能性があると示されました。ただし、最初のコリンエステラーゼ阻害薬を始めてから数年経過した後にスイッチングをした臨床試験はほとんどないとも指摘されています。研究者らはスイッチングの具体的な基準を以下のように提唱しています(*Int Psychogeriatr. 2011;23(3):372-8*)。

①副作用が原因で替える場合は、最初の薬剤の中止後副作用が完全に消え去るまでは次の薬剤を投与しない。
②無効が原因で替える場合は、一夜で替えてよい。
③最初の薬剤開始後数年経過し薬効が消失した事例においては、スイッチングを推奨しない。

抗認知症薬の副作用

　コリンエステラーゼ阻害薬でよくみられる副作用は、副交感神経を刺激することによる悪心、嘔吐、めまい、不眠、下痢などです。多くの臨床試験において、投与開始時あるいは増量時にこれらの副作用が報告されています。消化管運動促進が起こり得ますので、消化性潰瘍の既往歴のある患者さん、非ステロイド性消炎鎮痛薬投与中の患者さんには慎重な投与を要します。理論的には喘息を起こしうるので、気管支喘息の既往がある人には慎重に投与する必要があります。

　コリンエステラーゼ阻害薬は副交感神経を刺激するという薬理作用があるので、徐脈を起こし得ます。ゆえに無症候性徐脈の人には使いにくいです。ましてや洞不全症候群や房室ブロックなどの不整脈がある患者さんにはきわめて使いにくいです。RCT で失神が報告されたのは、実薬群 1194 例中 41 例（3.43％）に対しプラセボ群 1012 例中 19 例（1.88％）で、オッズ比は 1.90（95％信頼区間 1.09-3.33, p = 0.02）でした(*Cochrane Database Syst Rev.2006; (1):CD005593*)。多くの RCT で心房細動や徐脈など心血管系疾患を有する患者さんは除外されているのに、失神のオッズ比が

1.90 だったことに留意してください。

コリンエステラーゼ阻害薬により、QT 延長、心室頻拍、心室細動、洞不全症候群、洞停止、高度徐脈、心ブロックなどが現れることがあるので、心筋梗塞、弁膜症、心筋症、低カリウム血症などを有する患者さんにも注意が必要です。レビー小体型認知症の支持的特徴の1つに起立性低血圧などの自律神経不全があるので、コリンエステラーゼ阻害薬の徐脈による副作用が起こりやすい可能性が指摘されています (*Alzheimer Dis Assoc Disord. 2010;24(2):209-11*)。

表13 ドネペジル単体またはメマンチン単体によって最も高頻度に報告された重篤な薬物有害反応

	ドネペジル	メマンチン
徐脈	10%	7%
脱力感	5%	6%
けいれん	4%	3%

(Babai S, et al. Comparison of adverse drug reactions with donepezil versus memantine: analysis of the French Pharmacovigilance Database.Therapie. 2010;65(3):255-9)

ではメマンチンなら安心かというとそうでもないことを示すデータがあります。フランスの医薬品安全性監視データベースを用いた研究によると、ドネペジル単体またはメマンチン単体によって最も高頻度に報告された重篤な薬物有害反応は**表13**のとおりです。徐脈性不整脈またはてんかんの既往のある人には、コリンエステラーゼ阻害薬も NMDA 受容体拮抗薬もどちらも使いにくいと言えそうです。

抗認知症薬の効果判定——現実的なのは MMSE

1. MMSE の特徴

抗認知症薬を効果がないのに漫然と投与してはいけないのはこれまで述べてきたとおりですが、ではその効果判定はどうすればよいのでしょうか。効いたか効いていないかを本人や介護者に尋ねるのは大切ですが、多くの国内治験では全般的臨床症状で実薬群とプラセボ群に差はありませんでした。全般的臨床症状評価は本人を問診し、本人の様子を介護者に尋ねることで評価する尺度です。全般的臨床症状評価でプラセボと変わらなかったということは、本人と介護者に尋ねるだけでは効果判定はできないことを意味します。本人と介護者が「薬を始めてから良くなりました」と言ったとしても、本当に薬効があるのかどうかはそれだけではわかりません。

そこでもう1つの主要評価項目である認知機能を定期的に検査することになります。治験どおりにやるならば、アルツハイマー病の場合は ADAS-cog または SIB、レビー小体型認知症の場合は MMSE です。しかしながら ADAS-cog と SIB はきわめて複雑な心理検査です。認知症の人の検査に精通した臨床心理士か医師でなけ

れば実施できません。また、検査に時間がかかります。所要時間は約1時間です。保険診療で行うのは現実的ではないと思います（平成30年度診療報酬点数はSIB 80点、ADAS-cog 450点）。

　結局のところ現実的なのはMMSEだと個人的には考えています。第一の理由は、10分もかからずに終えることができるので検査の負担が比較的少ないことです。第二の理由は、長谷川式と異なり世界各国の臨床研究に基づいた自然経過のデータがあることです。アルツハイマー病であれレビー小体型認知症であれ、MMSEの点数は1年あたり3、4点ずつ悪化することが今までの研究でわかっています。そうすると、たとえば半年に1回MMSEを行い前回より4点以上悪くなっている場合は、抗認知症薬が効いていないので変薬か中止を検討することになります。前回とほとんど変わらない点数であればとりあえず薬効は現れていると判断し継続投与とします。前回より改善している場合は、認知症としては滅多にないことなので本来は診断そのものを疑うべきですが、だからといって経過良好なのに薬をやめるのはとても勇気がいるので、とりあえず継続投与でよいと思います。悩ましいのは、半年前より1、2点だけ悪くなっているときです。自然経過とほぼ変わらないので薬効は出ていないとも言えますし、その日だけたまたま体調か機嫌が悪かっただけかも知れず、判断に迷わざるを得ません。ただ、DOMINO studyの教訓を前提とすれば、効果判定に迷うケースは継続投与でよい気がします。

　もちろんMMSEの点数だけで薬の投与を決めるのは危険です。診察中の本人の様子や本人・家族からの情報も重要です。いくらMMSE点数が良くなっていても、本人・家族が不調を訴える場合は投与中止を検討すべきですし、逆にMMSE点数が悪くなっていても、本人・家族が経過良好と言っている場合は投与継続でよいと思います。

2. MMSEを実施するときの注意点

　MMSEを実施するときの注意点です。第一に、実施方法や採点基準は厳密に同一にしてください。「この人にこの質問をしてもどうせわからないだろう」と検査者が一方的に判断して下位項目を省略したり、「この人の生育歴を考えるとこのくらいの間違いは正答扱いにするか」と検査者が一方的に正誤の基準を変えたりしてはいけません。第二に、できるだけ同じ人が検査者になってください。できるだけ前回と同じ条件で検査をして結果を比較するのが重要です。1、2点の違いで薬をどうするか決まることもあるので、面倒でもそうしなければ検査の意味がなくなります。これらの条件をクリアしようとすれば、結局のところ主治医が自分で

MMSEをやるのが最も手っ取り早いということになります。認知機能検査を行ったのが主治医か心理士かでは検査結果の家族の受け取り方も異なってきます。家の中では物忘れがひどいのに、診察室の中で医師の意地悪な質問（MMSEの質問項目はほぼすべて意地悪です）にすんなり答える本人の姿を見て、認知機能の意外に保たれている部分に家族が気づくかもしれません。また、医師が直接MMSEを実施することで、認知機能の状態を直接診ることができます。検査結果の分析だけが医師の仕事ではありません。ただ、医師が直接できない場合は他職種に依頼してよいと思います。

　では、定期的な認知機能検査ができない場合はどうすればよいでしょうか。MMSEを半年に1回程度行えれば必要最小限の効果判定は可能と思われますが、それができない場合は半年に1回程度の専門医受診を勧めるといった手が考えられます（紹介状を書く手間を考えればMMSEを行ったほうが早い気もしますが）。専門医から処方依頼を受けたときはそのとおりにし、専門医を定期受診する必要性はその専門医の判断に委ねるという考え方もあります。ではさまざまな事情で専門医受診ができない場合はどうすればよいでしょうか。その場合の答えは簡単で、最初から薬を使わなければよいだけです。定期的な認知機能検査を指示しているのは添付文書なので、添付文書を遵守すればそれ以外の答えは出しようがありません。

　このような主張は極論に聞こえるかもしれません。しかし添付文書にそのような文言が記載された背景には、「アルツハイマー病へのドネペジルの投与については、適切な診断がなされずに認知症症状のみを以て投与されていることが多く」「本薬の有効性が得られていないにもかかわらず漫然と投与される可能性もあるため、本薬が適切な対象に使用されるような対策が必要である」という341試験実施時の専門委員の意見があります。Lesson 1 の1「認知症という疾患は存在しない」で見たとおり、アルツハイマー病臨床診断は抗認知症薬が販売開始された平成11年を境に不自然に増加し続けており、この専門委員の意見を裏づけるきわめて有力な状況証拠があると言わざるを得ません。ゆえに添付文書を遵守すべきという主張は極論でも何でもなく、ごくごく穏当な論に過ぎないのです。いずれにしても、抗認知症薬にはささやかな効果しか期待できないので、<u>医師が薬物療法を軽視したところで患者さんに損はありません</u>。

POINT

有効性
・認知症の9割以上に抗認知症薬は無意味
・それでも使うなら定期的に心理検査を実施

安全性
・コリンエステラーゼ阻害薬で多い副作用は悪心、嘔吐、めまい、不眠、下痢
・メマンチンで激越、幻覚、錯乱が現れることもある

Lesson 4

精神症状への対応

1 まずは断酒推奨 114
2 徹底的に減薬 121
3 身体疾患・状態に対応 127
4 非薬物療法 129
5 抗認知症薬は BPSD に対しても
  プラセボへの優越性は不確実 133
6 うつと認知症 140
7 家族・介護環境の調整 148
8 抑肝散、トラゾドン、抗精神病薬 153

1 まずは断酒推奨

精神症状の原因を認知症と決め打ちしない

　認知症の人の行動・心理症状を指してBPSD（Behavioral and Psychological Symptoms of Dementia）という用語を使うときがあります。本書でも何回か使ってきました。BPSDは認知症の人に起こるさまざまな非認知症状や行動の総称です。幻覚、妄想、うつ、不安、多幸、無為、興奮、易刺激性、脱抑制、異常行動などがBPSDに含まれます（**図1**）。

　「問題行動」という似て非なる言葉がありますが、問題行動とは本人および家族らに対し危険や迷惑を及ぼす行動のことで、必ずしも精神症状によるものだけではありません。問題行動の評価法として認知症行動障害尺度（Dementia Behavior Disturbance：DBD）がありますが、その具体的評価項目をみてみると、「口汚くののしる」「落ち着きなくあるいは興奮してやたら手足を動かす」といった精神症状関係の項目もありますが、「同じことを何度も何度も聞く」「よく物をなくしたり、置場所を間違えたり、隠したりしている」といった認知機能関係の項目もあります。

　「周辺症状」という似て非なる言葉がありますが、脳の器質性病変に該当する認知症の中核症状の周辺に、神経細胞の機能性低下に該当する周辺症状があり、非可逆的な中核症状に加えて臨床における可逆性の部分としての周辺症状が存在することの重要性を示唆する用語です（*日老医誌. 2011；48：195-204*）。

　アルツハイマー病の場合はBPSD＝周辺症状と考えてほぼ問題ありませんが、レビー小体型認知症の場合はそうではありません。BPSDである幻覚は、レビー小体型認知症の中核症状だからです。認知症の人はせん妄を合併することが多いため、せん妄は認知症性疾患に従属する随伴症状のようにみえますが、現行の診断基準（ICD-10）では、認知症性疾患は「F00 アルツハイマー病の認知症」「F01 血管性認知症」「F02 他に分類されるその他の疾患の認知症」「F03 詳細不明の認知症」に分類されるのに対し、せん妄は「F05 せん妄、アルコールその他の精神作用物質によらないもの」に分類されており、せん妄は認知症の随伴症状とはみなされていません。一部の人は誤解していますが、せん妄は認知症とは異なる病態であり、せん

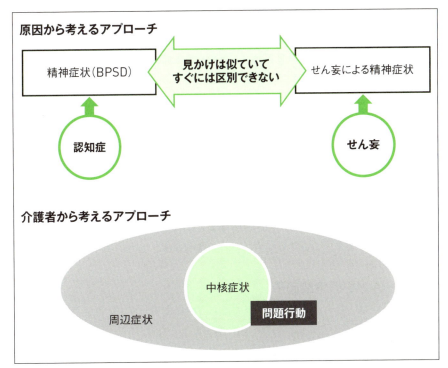

図1　精神症状の概念図

妄はBPSDには含まれません。

　BPSDは問題行動とも周辺症状ともせん妄とも異なる用語であり、教科書的には有用な用語です。なぜなら、せん妄とBPSDを分けることによって、問題行動なり精神症状なりがみられたときにすぐに認知症のせいにするのではなく、まずはせん妄と認知症を鑑別する意義が明らかになるからです。

　では、BPSDという用語の実臨床における有用性はどうでしょうか。65歳以上の人に何らかの精神症状が出たとき、その人に認知症があればBPSDに含まれますし、認知症がなければBPSDに含まれません。しかし一度の診察で厳密に認知症を鑑別診断することは必ずしも容易ではなく、せん妄と認知症の鑑別も難しく、特にせん妄と認知症が合併している場合はその精神症状がせん妄のせいなのか認知症のせいなのかはせん妄が治ってみないとわからないので、実際にはBPSDという用語を使いたくても使えない場面が多いのではないでしょうか。大切なのは精神症状の原因を認知症と決め打ちせずに原因別に対策を考えていく姿勢です。

さて、幻覚妄想や気分の落ち込みといった精神症状の原因は、①酒、②薬、③身体疾患、④ストレス、⑤精神疾患のどれかです。たとえば認知症性疾患による物忘れが原因で財布を置いた場所を忘れてしまい、探しても出てこないので嫁が盗ったと思い込むといった物盗られ妄想の場合は、しまったはずの財布が出てこない戸惑いがきっかけなので、原因は④ストレスです。そこで認知症性疾患の特性に配慮しつつ本人の訴えを傾聴し、たとえば一緒に財布を探しこちらが先に財布を見つけてもそれを指摘せずにそこまで誘導し、本人に財布を発見させる体験を何度も重ねることで戸惑いを解きほぐしていく、というのがBPSDに対応する環境調整ということになります。ただ、これらの工夫は医師でなくてもできますし、むしろ医師以外の人のほうがうまくいく印象があります。それに引き換え①酒、②薬、③身体疾患は医師以外では対応困難なので、医師はまずこれらの原因の解決に力を注いだほうがよいと思います。ここでは①酒について述べます。

アルコールという危険因子

　アルコールは「脳を働かないようにする」方向に作用します。飲み始めは陽気だとしても、飲む量が増えるにつれ脳への影響が大きくなり、感情が抑えられなくなったり歩行が困難になったりして、最終的に呼吸が止まる危険も伴います。こう説明すると患者さんの中には、「お酒を飲んだら元気になると思っていました」と言う人がいます。確かに酔うと陽気になる人もいますが、それは理性を保つ前頭葉機能がアルコールによって抑制された結果です。笑い上戸になる人や泣き上戸になる人も同様に前頭葉機能が抑制された結果です。脳にとってアルコールは「アクセル」ではなく「ブレーキ」です。アルコールを飲むと眠くなるのがその証拠です。ということは長期的に使用すると認知機能に悪影響を及ぼすことが容易に想像できます。アルコール長期使用による認知機能への悪影響の代表は短期記憶障害（新しい事柄を学習できない）や作話などを特徴とするアルコール性健忘症候群です。

　アルコールは睡眠に悪影響を及ぼします（**表1**）。こう説明すると患者さんの中には、「お酒を飲んだら夜よく眠れるものと思っていました」と言う人がいます。寝る前の飲酒で確かに寝つきはよくなりますが、その反動で睡眠後半には睡眠の質が悪くなり浅い眠りが増えることが睡眠ポリソムノグラフィを用いた研究によりわかっています（*Alcohol Clin Exp Res. 2006;30(9):1527-37*）。アルコールによる利尿作用によってトイレが近くなり、睡眠の質が低くなります。アルコールは閉塞性睡眠時無呼吸症候群を悪化させます（*Sleep. 1982;5(4):318-28*）。アルコールによって睡眠中に浅いノン

表1　アルコールという危険因子

寝酒は一時的効果しかない
・寝つきが少し良くなるだけ ・常習飲酒でその効果も消失
アルコールで睡眠の質が悪化
・トイレが近くなる ・閉塞性睡眠時無呼吸症候群が悪化 ・浅いノンレム睡眠が増加

レム睡眠が増加します(Alcohol Clin Exp Res. 2006;30(6):974-81)。アルコールによって結局のところ睡眠の質が悪くなることが睡眠日誌を用いた研究でわかっています(Addict Behav. 2016;61:68-73)。アルコールで寝つきが良くなるといってもそれは短期間にとどまり、睡眠のために飲み続けていると同じ量では効果が弱くなります（耐性）。寝酒は有害無益との科学的根拠はほぼ確立しています。

　高齢になればアルコールが脳や体に与える影響は大きくなります。肝臓でアルコールを分解する能力は年齢とともに低下します。また、年齢とともに体に占める水分の割合が低下しますので、アルコール血中濃度は高くなりやすくなります。これらの事情により、若いころと同じ程度の酒量だったとしても、年齢のせいで有害作用が出やすい危険性があります。

　睡眠不足はそれ自体が精神症状出現の危険因子になります。そこにアルコールによる脳機能変化が加わるとより危険性が増します。寝不足でイライラしていれば「易刺激性」に簡単につながりますし、アルコールにより感情が不安定になれば「脱抑制」につながります。アルコール自体がうつ病の危険因子です。

　以上の事情を踏まえれば、認知症があろうがなかろうが65歳以上の人の精神症状に対処するときに最初にやるべきことは飲酒歴の聴取であり、**少しでも飲んでいれば即時やめてもらう**ことです。かわいそうに思えるかもしれませんがこれは仕方がないことです。もちろん精神症状で悩んでいない人の少量飲酒は問題ありません。しかし気分の落ち込みであれ興奮であれ攻撃性であれ、精神症状で悩んでいるのであればまず断酒してもらうことが治療の第一です。厚生労働省が一般市民向けに作ったアルコール関連ガイドラインには**「どの精神疾患であっても、その治療が完結するまでの間は、お酒を飲むことを控えることが、治療上非常に重要です」**と明確に記載されています(市民のためのお酒とアルコール依存症を理解するためのガイドライン. 平成27年度厚生労働科学研究費補助金障害者対策総合研究事業)。

では断酒してもらうことがどうして医師の仕事なのでしょうか。飲みたくて自分から飲んでいるのだから本人と家族の問題という考え方もあります。節酒ならばともかく断酒を医師が指示するのはおかしいという考え方もあります。その答えは、**医師の言葉があれば断酒させやすいから**です。ほとんどの一般市民はアルコールの害について無関心です。少量なら健康に良いと考えている人さえいます。今の日本で精神症状の原因がアルコールであると本人が気づき、自発的にやめることはほとんど期待できません。同様に家族がアルコールの害に気づくことにも期待できませんし、気づいて家族が本人に注意したところで本人がそれに耳を傾けるとも思えません。アルコールは合法的な嗜好品なので、家族に注意されたとしても、「うるさい」「余計なお世話だ」で終わりでしょう。結局のところ健康に関する専門家しか本人に指示できる人間はいないわけです。もちろん医師以外の医療・福祉関係者であってもアルコールの害を説いたりやめるメリットを説いたりすることはできます。しかしそこに断酒せよという医師の言葉があるかないかで状況は大きく異なります。断酒を拒否する人のよくある言い訳は、「かかりつけの先生はちょっとくらいなら飲んでいいと言っていた」です。確かに飲酒量が少なければ健康への害を無視できるという科学的根拠はあります。ただし、それは精神症状のない一般成人を対象にした話です。安易に「ちょっとだけなら飲んでいい」と精神症状のある人に言ってはいけません。

　酒好きな人を断酒させるのは本人の生活の質（QOL）を下げる有害な介入だ、という考え方もあるかと思います。患者さんの好み、医療者の意向を考慮に入れるのがEBMなのでアルコールに寛容な医療を一概に否定するものではありません。ただし、**断酒を指示しないのであれば向精神薬は絶対に使ってはいけません**。ベンゾジアゼピン系はまさにアルコールと同じくベンゾジアゼピン受容体に作用する薬剤ですし、抗うつ薬や抗精神病薬もアルコールと併用注意と添付文書に記載されています。アルコールとの併用を前提に開発された向精神薬など聞いたことがありません。常習飲酒者が不眠を訴えるので睡眠薬を出す、などといった医療は論外です。特にベンゾジアゼピン系薬剤には奇異反応、すなわち本来は鎮静薬なのに逆に興奮させたり攻撃的にさせたりする副作用があります。まれな副作用ではありますがアルコールと併用した場合の危険性は不明です。アルコールとの併用は危険と市民向けガイドラインにおいてさえ警告されています。危険な処方はできるだけ回避しなくてはいけません。**「飲んだら飲むな」**なのです。

アルコール依存症

　説得してもなかなかアルコールをやめない人はどうすればよいでしょうか。Lesson 1 の 2「認知症診断は除外診断」で述べたとおり、アルコールによって脳が萎縮することがあります。ここまでは一般市民でも知っている人は知っていますが、断酒によって脳萎縮が回復する科学的根拠があるのはほとんどの一般市民は知りません。このメリットを伝えるのは 1 つの手だと思います。アルコールによる認知機能低下もアルコールをやめることで回復するかもしれないので、この点も伝えます。医師が何度も説得しているのにどうしてもアルコールをやめない人、特に問題があることを否認する人は、アルコール依存症のおそれがあります。WHO の依存症診断ガイドラインでは、過去 1 年間のうち以下の 6 項目のうち 3 項目以上を同時に満たすとアルコール依存症とみなされます。

①お酒を飲みたい気持ちがとても強い、または飲まざるを得ない気持ちが強い。
②お酒を飲む量、飲む時間などのコントロールができない。
③お酒の飲む量を急に減らす、もしくはゼロにすると症状が出現する。
④お酒を飲み続けているうちに、酔うまでに必要な量が増える。
⑤お酒を飲むことが生活の中心となっている。
⑥良くない結果が出ることがわかっていてもお酒を飲んでしまう。

　飲酒に対するコントロール喪失のスクリーニングテストとして CAGE テストがあります（表 2）。

　アルコール依存症は徐々に進行する精神疾患です。徐々に飲酒のコントロールができなくなっていきます。単なる酒好きとアルコール依存症の間に明確な境界線は存在しません。しかし医師が何度も説得しているのにアルコールをやめようとしな

表2　CAGE テスト
下の 4 つの質問にお答えください。

- □ 飲酒量を減らさなければならないと感じたことがありますか。
- □ 他人があなたの飲酒を非難するので気に障ったことがありますか。
- □ 自分の飲酒について悪いとか申し訳ないと感じたことがありますか。
- □ 神経を落ち着かせたり、二日酔いを治したりするために、「迎え酒」をしたことがありますか。

4 項目のうち 1 項目でも当てはまればアルコール問題の可能性あり。今までの生涯で 2 項目以上が当てはまればアルコール依存症の可能性あり。

日本における職域健康診断調査では感度 77.8％、特異度 92.6％と報告されています（*日本臨床 1997; 55 (1) : 589-93*）。
(Ewing JA. Detecting alcoholism. The CAGE questionnaire. JAMA. 1984;252 (14) :1905-7)

1　まずは断酒推奨　　119

い人は、相当に進行したアルコール依存症の可能性が高いので、単なる酒好きではなく病気と捉えて精神科に相談するのが無難と思います。本人が拒否した場合は家族だけでも保健所や精神保健福祉センターに相談に行ってもらってください。

　診察の場では断酒に同意したのに、帰宅すると診察の内容を忘れて再飲酒し、問題行動を繰り返す事例は、認知症性疾患とアルコール依存症が合併しているのだろうと思われます。そういった合併例の場合、本人の断酒の必要性に対する理解力や、理解したことを覚える記憶力の程度を周りが把握したうえで、治療計画を策定する必要があります。精神科の素養がある認知症専門医やアルコール依存症を専門とする精神科に相談する、家族に家中の酒を撤去させたうえで、本人から金銭を取り上げさせたり施設入所させたりして物理的に飲酒不可能な状況に置くなどの対策が考えられます。放っておくと状況はどんどん悪くなりますので早めに方針を決めるのが大事です。ただ、そうした合併例に見えても断酒継続するうちに徐々に認知機能が改善し、認知症性疾患ではなくアルコール性健忘症候群だったと後から判明する場合もあります。

POINT

酒歴聴取	・少しでも飲んでいれば断酒推奨 ・医師の言葉があれば断酒させやすい
説得	・やめない場合も繰り返し説得 ・依存症が疑われたら関係機関に相談
合併例	・専門医に相談 ・物理的に飲酒不可能な状況に置く

2 徹底的に減薬

　厚生労働省で開催された「安心と希望の介護ビジョン」検討会において、有識者からBPSDの悪化要因の上位3つとして以下の要因が挙げられました（認知症の『周辺症状』[BPSD]に対する医療と介護の実態調査とBPSDに対するチームアプローチ研修事業の指針策定に関する調査報告書，平成19年度厚生労働省老人保健事業推進費等補助金交付事業）。
①薬剤 37.7%
②身体合併症 23.0%
③家族・介護環境 10.7%
　なんと、BPSD悪化要因の第1位は薬剤、すなわち医薬品です。医薬品は医師の処方箋がなければ入手できませんので、<u>だいたい**医者が悪い**</u>ということです。つらい現実ですが仕方ありません。アルコールの因子を除外した後は、減薬を最優先に検討しましょう。自分が処方した薬はもちろんのこと、ほかの医師が処方した薬にも介入する必要があります。

薬剤起因性老年症候群を起こす薬

　では、どの薬が精神症状を悪化させやすいのでしょうか。実はLesson 1の3「薬剤起因性老年症候群」で述べた薬剤起因性老年症候群を起こす薬（第一世代抗ヒスタミン薬、三環系抗うつ薬とパロキセチン、抗コリン作用のあるパーキンソン病治療薬、抗コリン作用のある過活動膀胱治療薬、H_2遮断薬、ベンゾジアゼピン受容体作動薬）は、すべて精神症状悪化の危険因子でもあります。いずれも認知機能低下とせん妄の危険性を高めるので、当然ながら精神症状も悪化させるのです。ですからこれらの薬を真っ先に切ります。

抗認知症薬

　それ以外に精神症状を悪化させうる薬は<u>**抗認知症薬**</u>です。治験データ（表3）を見る限りは、抗認知症薬による精神神経系の副作用はそれほど多くありません。

表3　抗認知症薬による精神神経系の副作用

	軽度〜中等度 アルツハイマー病 457例	高度アルツハイマー病 386例	レビー小体型認知症 346例
うつ病	0例	0例	2例（0.58%）
抑うつ症状	0例	0例	1例（0.29%）
異常行動	0例	0例	0例
激越	4例（0.88%）	6例（1.55%）	4例（1.16%）
攻撃性	0例	4例（1.04%）	1例（0.29%）
怒り	0例	0例	0例
落ち着きのなさ	3例（0.66%）	10例（2.59%）	1例（0.29%）
不眠症	4例（0.88%）	8例（2.07%）	7例（2.02%）

（アリセプト®インタビューフォーム，第30版．の副作用発生状況一覧表より引用改変［いずれも承認時］）

　ただし治験に参加したのは、医師や治験コーディネーターの指示どおりに同居介護者の同伴で半年間規則的に通院しさまざまな心理検査を繰り返し受け、医師の診察にも応じ、薬を飲むのを嫌がらなかった臨床的に確定診断されたアルツハイマー病患者です。実臨床のアルツハイマー病患者よりも、精神症状がもともと出現しにくい群であった可能性があります。また、抗認知症薬はアセチルコリンが顕著に減少しているというアルツハイマー病の病態生理を前提に開発されているので、アルツハイマー病以外の人が飲めばより副作用が出現しやすい可能性があります。

　実際、コリンエステラーゼ阻害薬添付文書の副作用の欄には、興奮、不穏、不眠、眠気、易怒性、幻覚、攻撃性、せん妄、妄想、多動、抑うつ、無感情などの精神症状の副作用が記載されています。特にリバスチグミンの場合、重大な副作用の欄に、「幻覚、激越、せん妄、錯乱が現れることがあるので、このような場合には減量または休薬等の適切な処置を行うこと」とまで書かれています。Lesson 3 の 5「海外データから」で述べたとおり、メマンチン添付文書にも同様の記載がされており、抗認知症薬投与中の患者さんに激越や錯乱がみられた際は、いったん中止するのが**製薬会社からの要請**とさえ言えます。国の副作用症例報告によると抗認知症薬の副作用とみられるケースのうち、特に重篤な BPSD はこれまで 179 例の報告があると報道されました（*2017 年 1 月 11 日，毎日新聞大阪夕刊*）。

　2018 年 4 月時点で PMDA がウェブサイトに掲載している「副作用が疑われる症例報告に関する情報」によると、ドネペジルを被疑薬とする副作用 / 有害事象として「身体的暴行」が発現した症例が 2 例報告されています（https://www.pmda.go.jp/

safety/info-services/drugs/adr-info/suspected-adr/0005.html）。2例の原疾患はそれぞれ前頭側頭葉変性症、血管性認知症なので、2例とも適応外使用です。薬が悪いのではなく、<u>だいたい医者が悪い</u>と言わざるを得ません。血管性認知症の症例はほかに副作用/有害事象として「殺人」が挙げられており、どうやら殺人事件につながったようです。ただ、この症例は併用薬としてレボドパ・カルビドパ水和物、ドロキシドパ、ラニチジン塩酸塩、リスペリドン、ジフェニドール塩酸塩、硝酸イソソルビド、シロスタゾール、アトルバスタチンカルシウム水和物、アスピリン、アムロジピンベシル酸塩、グリメピリド、ヒアルロン酸ナトリウムが投与されており、複数の抗パーキンソン病薬による幻覚妄想や H_2 遮断薬によるせん妄が発現していた可能性も否定できないので、被疑薬として挙げられていますがドネペジルと殺人に直接の関係はないのかもしれません。とはいえ、この症例は90歳代なのにこれほどのポリファーマシーの果てに悪い結果につながったことから、<u>だいたい医者が悪い</u>とは言えそうです。

　そのほか、ガランタミンを被疑薬とする副作用/有害事象として「殺人」が発現した症例が1例報告されています。原疾患はアルツハイマー病ならびに糖尿病、高血圧、高尿酸血症であり、併用薬はアムロジピンベシル酸塩、バルサルタン、シタグリプチンリン酸塩水和物、アロプリノール、クロピドグレル硫酸塩で、いずれも精神症状を惹起するとは考え難い医薬品なので、ガランタミンと殺人に直接の関係が本当にあったのかもしれません。

　身体的暴行や殺人事件が当局に複数報告されているという事情から、抗認知症薬を飲み始めて凶暴になった、怒りっぽくなったという場合は、本人および同居人の安全確保のために被疑薬中止をする切実な理由があると言えます。中止すると薬効が失われるという懸念はありますが、薬効はLesson 3「抗認知症薬」で見たとおりわずかなので中止をためらう理由にはなりません。

抗精神病薬

　そのほか、意欲低下や寝たきりといった症状の原因になり得る薬として、抗精神病薬があります。これはもともと何らかの精神症状があり、それに対して抗精神病薬を追加したところ逆に悪化した、というパターンがほとんどです。たとえば食欲低下があるのでスルピリドを追加したところ、急激に活動性が低下したなどです。これはスルピリドによるパーキンソン症状の発現なので、厳密には精神症状系の副作用ではありませんが、意欲低下や寝たきりといった事象につながります。スルピ

リドはドーパミンを阻害する立派な抗精神病薬ですが、国内では統合失調症のほかに胃・十二指腸潰瘍、うつ病・うつ状態にも適用があり、単なる胃薬と認識されている場合もあるので要注意です。それ以外でよくあるパターンは、抗認知症薬で興奮が出現、そこにさらに抗精神病薬を追加したところ過鎮静となり意欲が著しく低下したというものです。抗認知症薬による興奮だと医師が気づかずに抗精神病薬を追加している場合と、抗認知症薬による興奮だと医師が気づいたうえで副作用止めとして抗精神病薬を追加している場合があります。前者は医師が抗認知症薬の副作用を過少に見積もっていること、後者は医師が抗認知症薬の効果を過大に見積もっていることが原因です。いずれにしても抗精神病薬による過鎮静なので、抗精神病薬をやめない限り問題は解決せず、事態は悪化の一途をたどります。抗精神病薬をやめるのが唯一の打開策です。やめれば興奮が再び出現するかもしれませんが、そのときは抗認知症薬をやめれば問題解決です。

一部鎮痛薬（トラマドールとプレガバリン）

　そのほか、精神症状の原因となり得る薬としてトラマドールとアセトアミノフェンの合剤の鎮痛薬があります。アセトアミノフェンが精神症状を起こすことはほぼないのですが、トラマドールには不眠症、不安、幻覚、錯乱、多幸症、神経過敏、健忘、離人症、うつ病、悪夢、異常思考、せん妄などの危険があります。

　もう1つ、精神症状の原因となり得る薬として鎮痛薬のプレガバリンがあります。不眠症、錯乱、失見当識、多幸気分、異常な夢、幻覚、うつ病、落ち着きのなさ、気分動揺、抑うつ気分、無感情、不安、睡眠障害、思考異常などの危険があります。

　以上より、精神症状がある場合中止すべき薬剤一覧は**表4**のようになります。

　とにかく65歳以上の人に何か精神症状がみられたら、薬のせいではないかと疑う姿勢が重要です。特に急に見当識障害や幻覚を訴えるようになった場合は要注意です。

　表4の①〜④は抗コリン薬です。Lesson 1の3「薬剤起因性老年症候群」で触れたとおり、認知機能低下とせん妄の危険になります。たとえばPL顆粒を飲み始めてから急に見

表4　精神症状がある場合に中止すべき薬剤一覧

①第一世代抗ヒスタミン薬
②三環系抗うつ薬とパロキセチン
③抗コリン作用のあるパーキンソン病治療薬
④抗コリン作用のある過活動膀胱治療薬
⑤H$_2$遮断薬
⑥ベンゾジアゼピン受容体作動薬
⑦抗認知症薬
⑧抗精神病薬
⑨一部鎮痛薬（トラマドールとプレガバリン）

表5　副作用が10件以上報告された被疑薬の構成割合

薬剤師による訪問サービスを受けている5447人の患者さんを対象に副作用情報などを収集した調査結果。

催眠鎮静剤、抗不安薬（ベンゾジアゼピン受容体作動薬など）	17.9%
その他の中枢神経用薬（抗認知症薬など）	10.0%
精神神経用剤（抗精神病薬など）	9.7%
解熱鎮痛消炎剤	5.6%
糖尿病用剤	3.8%
血管拡張剤	3.7%
下剤、浣腸剤	3.7%
制酸剤	3.2%
その他の血液・体液用薬	2.8%
漢方製剤	2.6%

（恩田光子, 他. 在宅患者における薬物治療に伴う副作用全国調査からの考察. 薬剤疫学. 2016;21（1）：1-11. より引用）

当識障害と幻覚が出現した、過活動膀胱治療薬を飲み始めて尿意切迫感、頻尿、切迫性尿失禁が一向に改善しないのに見当識障害と幻覚が出現した、などは医薬品による精神症状としてよくあるパターンです。⑤も認知機能低下とせん妄の危険因子になり、やめてみるだけで見当識障害とせん妄が劇的に改善することがあります。

　しかしながら、実際に在宅医療で圧倒的に多く問題になっているのは⑥、⑦、⑧のいわゆる向精神薬、精神神経系に作動する薬です。厚生労働省で開催された高齢者医薬品適正使用検討会において、有識者から、在宅医療における副作用の被疑薬として向精神薬が上位3位を占めるとの指摘がされました（**表5**）（第2回資料4, p.5, 2017）。また、同検討会では、向精神薬を中止するだけで認知症様症状が劇的に改善した事例が紹介されています。ある医療機関が担当開始したときには要介護度5、認知症の終末期と診断されていた独居の人が、介入によって変化したという事例です（**図2**）（第1回資料2, p.2-3, 2017）。

　精神症状が出ているのに向精神薬を切る介入は一見奇妙かもしれませんが、逆です。向精神薬には本来期待されている作用とは逆の作用である「奇異反応」が出現することがあります。あるいは離脱症状として薬が切れている時間に薬の作用と逆の反応が現れることもあります。こういった薬による不都合な事象は、年をとればとるほど出現しやすいのです。そもそも向精神薬を飲んでいるのに精神症状が出現しているということは、<u>現にその薬が効いていない何よりの証拠</u>です。効いていない薬は切る、というのは当たり前のことです。特に65歳以上で有害事象が出やす

介入前	介入後
☐ リスパダール（1）4T／分4	☐ 中止
☐ セロクエル（25）4T／分4	☐ 中止
☐ ベゲタミンB 2T／分1 寝る前	☐ 中止
☐ マイスリー（10）1T／分1 寝る前	☐ 中止
☐ セルシン（5）2T／分2 夕と寝る前	☐ 中止
☐ アリセプト（5）1T／分1 朝	☐ アリセプト（5）1T／分1 朝
☐ 要介護5「認知症終末期」	☐ 要介護1「独居継続」

図2 向精神薬の中止により認知症様状態が劇的に改善した事例
（厚生労働省 高齢者医薬品適正使用検討会 第1回資料2, 2017, p.2-3［平井みどり. 高齢者の適切な薬物療法〈佐々木淳氏スライドより〉］. より引用改変）

いとわかっている向精神薬にあっては、なおのこと切るべきです。徹底的な減薬が必要なのです。

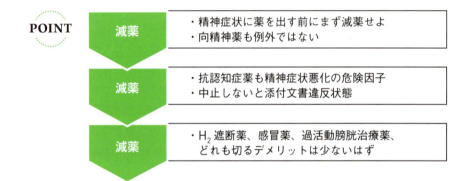

POINT
- 減薬：・精神症状に薬を出す前にまず減薬せよ ・向精神薬も例外ではない
- 減薬：・抗認知症薬も精神症状悪化の危険因子 ・中止しないと添付文書違反状態
- 減薬：・H_2遮断薬、感冒薬、過活動膀胱治療薬、どれも切るデメリットは少ないはず

3 身体疾患・状態に対応

　感染症、脱水、各種の痛み、視覚・聴覚障害は BPSD 悪化要因になりますので、BPSD の背後に身体的原因がないか確認する必要があります。在宅の BPSD を抱える認知症の人を対象にした調査によると、血液検査と尿検査で尿路感染症、高血糖、貧血などの未診断の病態が 34.1% に見つかったと報告されています（*J Am Geriatr Soc. 2010;58(8):1465-74*）。

　65 歳以上の人の肺炎は発熱、咳嗽が目立たない非典型的な経過をとることがあり、認知症の人の場合自ら積極的に訴えないこともあるため、BPSD につながることがあります。糖尿病患者の場合、高血糖になっても低血糖になっても BPSD や意識障害につながることがあります。疼痛ないし各種の瘙痒感もイライラや落ち着きのなさの原因になります。便秘だけでも BPSD の原因になります。

　ナーシングホームに入所している行動障害のある中等度〜高度認知症の人を対象に、疼痛に対する鎮痛薬による系統的アプローチの効果を検証したクラスター無作為化比較試験では、鎮痛薬により日常生活動作や認知機能は変化しなかったものの、焦燥を始めとする精神症状が大きく改善したと報告されています（*BMJ. 2011;343:d4065*）。また、介入群 175 人のうち過半数（112 人、64%）はアセトアミノフェンの投与だけで疼痛が改善し、その群に限定すれば日常生活動作の改善がみられました（*Eur J Pain. 2014;18(10):1490-500*）。認知症の人は疼痛があっても認知機能障害のせいで上手に言語化できないため、焦燥という形で意思表示をしており、未診断の疼痛を治療することで焦燥を予防したり軽快させたりできる可能性があると言えます。

　平均 76 歳の高齢入院患者を対象に 4 つの疼痛スケールを比較した研究によると、軽度〜中等度の認知機能低下にとどまっている人の場合は、適切に疼痛を訴える能力があることが報告されています（*Pain. 2001;92(1-2):173-86*）。疼痛を言葉で表現できない高度の認知症の人向けの疼痛評価尺度として PAINAD（Pain Assessment in Advanced Dementia）があります（**表6**）。

　視力低下はそれ自体が幻視の誘因になります（*Surv Ophthalmol. 2003;48(1):58-72*）。聴力低下ももちろんコミュニケーションの障害になります。適切に眼鏡や補聴器を使う

表6 PAINAD（Pain Assessment in Advanced Dementia）

評価項目	0点	1点	2点
声を出していないときの呼吸状態	正常	時々の努力呼吸 短時間の過換気	・目立つ努力呼吸 ・長時間の過換気 ・チェーン-ストークス呼吸
否定的な声を出す	なし	・時々のうめき声またはうなり声 ・否定的または拒否的なことを小声で話す	・繰り返し困らせるほど大声で呼ぶ ・大声でうめくうなる ・泣く
顔の表情	微笑む、あるいは表情がない	悲しそう 怯えている 眉をひそめる	しかめつらをする
身体言語（ボディ・ランゲージ）	リラックスしている	緊張している 苦しそうな歩き方 そわそわしている	・剛直 ・こぶしを固める ・膝を引き上げる ・引っ張ったり押しのけたりする ・殴りかかる
精神的安定	慰める必要なし	声かけやタッチングで気をそらしたり安心させたりすることができる	慰めたり気をそらしたり安心させたりすることができない

合計点数（0-10点）によって疼痛の程度を評価できる。例：0点＝疼痛なし、1-3点＝軽度の疼痛、4-6点＝中等度の疼痛、7-10点＝重度の疼痛。
(Warden V,et al. Development and psychometric evaluation of the Pain Assessment in Advanced Dementia (PAINAD) scale.J Am Med Dir Assoc. 2003 Jan-Feb;4(1):9-15)

ことが精神症状改善のために重要になります。
　以下に精神症状の原因となり得る身体疾患・状態をまとめます。

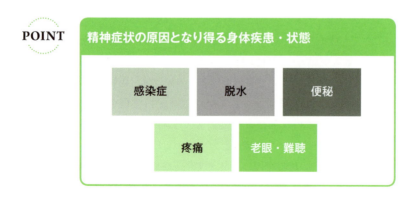

POINT　精神症状の原因となり得る身体疾患・状態

感染症　脱水　便秘　疼痛　老眼・難聴

4 非薬物療法

　認知症の焦燥に対する非薬物療法の臨床研究に関する系統的レビューでは、ケアホームで集団活動を実施した場合、専門の音楽療法士が音楽療法を実施した場合、五感を刺激する介入（マッサージ、光や音による刺激）を実施した場合に、少なくとも入所中は焦燥の重症度が軽減するとされています（Br J Psychiatry. 2014;205(6):436-42）。ただし長期的な効果、重度の焦燥について、ケアホーム外で実施した場合の科学的根拠は乏しいです。

職員への適切な教育

　ケアホームに入所している高度の認知症の人を対象に、その介護職員にパーソンセンタードケア※を2週間訓練した場合、4か月のフォローアップ時点において焦燥が軽減したと報告されています（Lancet Neurol. 2009;8(4):317-25）。そのほかにも介護職員にコミュニケーションスキルの訓練をした場合にBPSDの改善がみられたとする報告があり、職員への適切な教育は焦燥を始めとする精神症状への対応に重要と言えそうです（Int J Geriatr Psychiatry. 2009;24(12):1386-95）。

※パーソンセンタードケア：認知症ケアの考え方の1つ。年齢、認知機能、介護者がだれかに関係なく、認知症の人の人間的価値を尊重する。認知症の影響下にあってもなお保たれているその人独自の性格や人生経験とともに認知症の人の個性を尊重する。認知症の人の考え方を重要とみなす。認知症の人と周りの人との関係や相互作用を重視する。そのため、家族であれ職員であれ介護者の困りごとも重視し、どのように介護者を支援すべきか、という考え方にもつながる（Reviews in Clinical Gerontology. 2003;13(3):215-22）。

高照度光療法

　不眠、中途覚醒、夜間徘徊、日中の過眠などを呈している施設入所中のアルツハイマー病患者を対象に、日中に明るい光を浴びさせる高照度光療法の効果を検証した無作為化臨床試験では、焦燥、うつ、行動異常などのBPSDに対して統計学的有意な改善が認められたもののその効果はわずかで、臨床的意味はない可能性があると報告されており、BPSDに高照度光療法を積極的にすべきという科学的根拠は

なさそうです(West J Nurs Res. 2007;29(8):961-75)。

アロマセラピー

　ケアホームに入所している焦燥のあるアルツハイマー病患者を対象に、アロマセラピーの焦燥に対する効果を検証したプラセボ対照無作為化二重盲検並行群間比較試験では、アロマセラピーのプラセボに対する優越性は示されませんでした(Dement Geriatr Cogn Disord. 2011;31(2):158-64)。焦燥のある人にアロマセラピーをすべき科学的根拠はなさそうです。

症状別にみる非薬物療法の効果
1. 攻撃的行為や焦燥
　在宅で攻撃的行為や焦燥のあるアルツハイマー病患者を対象に、介護者に介護者教育をしたときの攻撃的行為または焦燥に対する効果を検証した無作為化比較試験では、介護者教育の有効性は証明できませんでした(Age Ageing. 2001;30(2):141-5)。
2. 幻覚・妄想
　幻覚・妄想に有効な科学的根拠のある非薬物療法はありません。本人の訴えを否定も肯定もせずに中立的な態度で傾聴し、安心感を与えるのが基本的対応になります。これは言うは易し、行うは難しです。特に本人と毎日一緒に顔を合わせている家族にとってはそうでしょう。そのため、せめて医療従事者だけでもこの基本的対応は守りたいものです。家族が妄想の対象になっている場合は、介護サービスなどを利用して本人とその人との間に時間的、物理的距離をとる対応が必要です。
3. 徘徊
　徘徊は異常行動の1つですが原因はさまざまです。夜と昼を勘違いして夜中に畑仕事に出て暗いのでそのまま道に迷うケース、自分の家に帰ろうとして近所なのに道に迷いそのまま歩き続けるケース、家庭内でトイレの場所に迷い家中を歩き回るケースなどさまざまです。家の外を歩き回って道に迷う事例の場合は、近隣住民に事前に事情を話して見かけたら声かけしてもらうよう頼んでおく、服はなるべく発見されやすいような目立つ色にする、服の裏側や持ち物に連絡先を縫いつけておく、GPS機能のついた機器を持ってもらうという対策が考えられます。そのほか、徘徊に似て非なる現象で、前頭側頭葉変性症によくみられる、毎日決まった場所を決まった時刻に歩き回るという「周遊」があります。時刻表的生活の一環に過ぎず、道に迷っているわけではないので、交通安全に問題がない限りは念入りな見守りは

不要ですが、外見的には徘徊とよく似ています。原因を探ったうえでの対応が重要です。

4. 睡眠障害

アルツハイマー病の睡眠障害に対する治療法の臨床研究に関する系統的レビューでは、非薬物療法として、日中に身体活動をする、日中の臥床時間を減らす、ベッドタイムルーチンを構築する（就寝前に歯磨きや洗面などの決まった行動を決まった順序でとる）といった行動変容法、夜間の騒音と光を減らす、日中に日光を浴びるといった刺激統制法のいずれも睡眠障害を改善するとしています。特に高照度光療法は最もよく研究されており、2500ルクス以上の光刺激を30分以上朝に受けた場合、夜間睡眠の質と時間が改善し、日中の眠気が減少するとされています(*Int J Geriatr Psychiatry. 2011;26(8):771-82*)。

5. アパシー

アルツハイマー病のアパシーに対する非薬物的治療の臨床研究に関する系統的レビューでは、十分に質の高い研究に裏打ちされている唯一の介入は治療的なアクティビティーであると報告されています(*Am J Geriatr Psychiatry. 2012; 20(7):549-64*)。具体的には、個々に用意された行動プログラム、認知刺激プログラム、治療的レクリエーションなどです。日本においては介護保険のデイサービスが治療的なアクティビティーに近いものと思われます。

多くの非薬物療法は、質の高い研究により有用性が証明されているとは言い難いものです。にもかかわらず、多くの認知症関係ガイドラインでBPSDに対する治療法として薬物療法よりも非薬物療法が優先されている理由は、薬物療法より危険が少ないこと、薬物療法の効果も不確実だからです。

まずは 非薬物療法	・効果は不確実 ・しかし安全

次に 薬物療法検討	・危険性あり ・効果も微妙

5 | 抗認知症薬はBPSDに対してもプラセボへの優越性は不確実

　BPSDは認知症性疾患の中核症状である認知機能障害が引き金になって起こるのだから、認知機能障害を改善させる抗認知症薬を使用すれば間接的にBPSDを改善できる、という考え方があります。厚生労働科学研究費で作られて、厚生労働省のウェブサイトに掲載されている「かかりつけ医のためのBPSDに対応する向精神薬使用ガイドライン（第2版）」（以下、BPSDガイドライン）では、薬剤選択基準は表7のようになっています。

　実は、日本では認知症の焦燥に効能・効果を取得している抗精神病薬はありません。一方、欧州では一部の抗精神病薬がアルツハイマー病の攻撃性に効能・効果を取得しています。英国国立医療技術評価機構（NICE）の出した認知症ガイドライン（2018）（NICE guideline ［NG97］）では、焦燥や攻撃性に対して限定的ではありますが抗精神病薬の使用が認められている一方、精神症状への対応の章では、<u>抗認知症薬はそもそも言及さえされていません。選択薬の一つとして挙げられていないのです。</u>

　BPSDガイドライン（第2版）ではBPSDにまず抗認知症薬の使用を検討する薬剤選択基準になっているのですが、本当にそんな科学的根拠があるのなら、なぜ外国も同様のガイドラインを作らないのでしょうか。精神症状のあるアルツハイマー病患者を対象に、実薬またはプラセボを投与した臨床試験に関する系統的レビューによると、コリンエステラーゼ阻害薬は多少の精神症状改善効果が期待でき

表7　BPSDに対する向精神薬選択基準（厚生労働省BPSDガイドライン）

標的となるBPSD	第一選択薬	第二選択薬
幻覚、妄想、焦燥、攻撃性	メマンチン、コリンエステラーゼ阻害薬	抗精神病薬、抑肝散、気分安定薬
抑うつ症状、アパシー	コリンエステラーゼ阻害薬	抗うつ薬

（認知症に対するかかりつけ医の向精神薬使用の適正化に関する調査研究班．かかりつけ医のためのBPSDに対応する向精神薬使用ガイドライン，第2版，平成27年度厚生労働科学研究費補助金・厚生労働科学特別研究事業．を参考に著者作成）

るがメマンチンには期待できず、コリンエステラーゼ阻害薬の有害事象による試験中断の確率は有意に高い（相対リスク 1.64）と報告されています(*J Neurol Neurosurg Psychiatry. 2015;86(1):101-9*)。一方、個々の臨床試験については、厚生労働省で開催された高齢者医薬品適正使用検討会で**表8**のように紹介されており、効果は不確実であることが示唆されています。

　BPSDガイドライン（第2版）で抗認知症薬が第一選択薬として挙げられている根拠の1つ目は、先に挙げたような系統的レビューでBPSDへの有効性が小さいながらも示されているからです。ただ、それだけでは選択肢の1つとして挙げる理由にはなっても第一選択薬とする理由にはなりませんし、BPSDの種類によって抗認知症薬を使い分ける理由にもなりません。

　根拠の2つ目は、BPSDガイドラインの第1版でも抗認知症薬が第一選択肢として挙げられており、それを引き継いだからです。ではそのBPSDガイドライン（第1版）は何を根拠に抗認知症薬を第一選択薬として挙げたのでしょうか。以下、BPSDガイドライン（第1版）の基になった研究報告書（認知症、特にBPSDへの適切な薬物使用に関するガイドライン作成に関する研究. 平成24年度総括・研究報告書：厚生労働科学研究費補助金厚生労働科学特別研究事業）（以下、研究報告書）の内容を一つひとつ検証していきます。

表8　BPSDへの抗認知症薬の有効性を検証した臨床試験

文献	対象	介入	結果
J Am Geriatr Soc.2001;49(12):1590-9	BPSDを呈するアルツハイマー病	ドネペジル	無効
Neurology. 2004;63(2):214-9	BPSDを呈するアルツハイマー病	ドネペジル	有効
N Engl J Med. 2007;357(14):1382-92	強い焦燥性興奮を伴うアルツハイマー病	ドネペジル	無効
BMJ.2005;330(7496):874	強い焦燥性興奮を伴うアルツハイマー病	リバスチグミン	無効
PLoS ONE. 2012;7(5):e35185	強い焦燥性興奮を伴うアルツハイマー病	メマンチン	無効
Int Psychogeriatr. 2013;25(6):919-27	焦燥性興奮を伴うアルツハイマー病	メマンチン	無効

(厚生労働省 第2回高齢者医薬品適正使用検討会資料4, 2017; p.32-3 [奥村泰之. 高齢者への向精神薬処方に関する研究]. より引用改変)

幻覚、妄想、攻撃性、焦燥にメマンチンは効くのか

　BPSD ガイドライン（第1版）の基になった研究報告書のうち、メマンチンに触れているのは以下の部分です(*研究報告書, p.117-8*)。

　　一方、NMDA 拮抗薬であるメマンチンは、徘徊などの行動障害や暴言・暴力などの攻撃性や興奮などへの有効性も指摘されている＊。
（筆者注：＊は文献番号が入っていたことを示すマーク）

ここで挙げられている参考文献(*中島健二・編. 認知症診療Q&A 92, 中外医学社, 2012, p.191-3*)を見ると、メマンチンの精神症状に対する効果は以下のように触れられています。

　　わが国において、50歳以上の中等度から高度 AD 患者（MMSE スコア：5点以上14点以下、FAST ステージ：6a 以上 7a 以下）を対象にプラセボ対照第Ⅲ相試験が行われた＊。(中略)Behave-AD の領域別スコア変化量を検討したところ、徘徊などの「行動障害」および暴言、暴力などの「攻撃性」の領域においてメマンチン群はプラセボ群に対して有意差が認められた。
　　メマンチンのドネペジルへの追加投与群は、特に「興奮・攻撃性」「易刺激性」「食欲・食行動変化」などの症状に有意な改善効果を示した＊＊。

　ここで挙げられている参考文献の根拠論文は、メマンチン国内第Ⅲ相試験（IE3501 試験）結果論文(*老年精神医学雑誌, 2011; 22(4):464-73*)と、海外試験（MEM-MD-02 試験）結果論文(*Neurology, 2006; 67(1); 57-63*)の２つです。
　そこでまず前者から検討すると、IE3501 試験の精神症状評価尺度 "BEHAVE-AD (Behavioral Pathology in Alzheimer's Disease Rating Scale)" の last observation carried forward 解析において、プラセボ群とメマンチン群の間に「有意差」（p = 0.0302）が認められました。しかし IE3501 試験の事前に計画された解析は SIB（認知機能を評価）と modified CIBIC-plus（全般的臨床症状を評価）の２つのみなので、BEHAVE-AD の解析は事後解析です。事後解析は探索的な解析にとどまり、擬陽性の可能性が排除されていません。しかも検定の多重性が調整されないまま複数の項目で検定が行われています。すなわち擬陽性の可能性が排除されていない解析を複数回繰り返してやっと１項目だけ p 値が 0.05 を下回ったというにとどまり、真に統計的に意味があるとは言えないことがわかります。その証拠に著者らは考察・結論の欄で「メマンチン塩酸塩の行動・心理症状（BPSD）に対する有効性が示唆

された」と控えめに述べるにとどまっています。

　次に後者の MEM-MD-02 試験について検討します。MEM-MD-02 試験は、ドネペジルの治療を受けている中等度～高度アルツハイマー病患者を対象に、メマンチン 20mg を追加投与したときの安全性と有効性について検討するプラセボ対照無作為化二重盲検並行群間比較試験です。著者らは副次評価項目の NPI（精神症状を評価）の全部で 12 個ある下位項目のうち、興奮・攻撃性、易刺激性、食欲・食行動変化の 3 項目で統計的有意に（p＜0.05）改善がみられたとしています。しかし NPI の下位項目は事前に計画された解析に含まれていない事後解析であるため探索的な解析にとどまり、擬陽性の可能性が排除されていません。しかも検定の多重性が調整されないまま複数の項目で検定が行われています。すなわち擬陽性の可能性が排除されていない解析を複数回繰り返してやっと一部少数の項目だけ p 値が 0.05 を下回ったに過ぎないので、真に統計的に意味があるとは言えないことがわかります。その証拠に著者らは考察で、この研究には複数の限界があり結果の一般化は要注意であると述べています。

　このように根拠論文はいずれもメマンチンがアルツハイマー病患者の精神症状に良い影響をもたらす可能性について示唆しているものの、擬陽性の可能性が排除されていないので論文結果を直ちに一般化しないよう戒めています。それなのにこの 2 論文の結果をもって「有意差が認められた」「有意な改善効果を示した」と表現している参考文献のみを引用してガイドライン研究報告書は「攻撃性や興奮などへの有効性も指摘されている」と直ちに一般化し、それがガイドライン（第 1 版）の文言の基になっています。

　以上のように、厚労省の BPSD ガイドライン本文は根拠論文と矛盾しています。幻覚、妄想、攻撃性、焦燥にメマンチンが効く根拠は示されていません。念のためメマンチンの系統的レビューを検討すると、すでにある焦燥にメマンチンが効く根拠はないとされています（*Cochrane Database of Syst Rev. 2006;(2): CD003154*）。

幻覚、妄想、攻撃性、焦燥にコリンエステラーゼ阻害薬は効くのか

　ガイドライン（第 1 版）の基になった研究報告書のうち、幻覚、妄想、攻撃性、焦燥とコリンエステラーゼ阻害薬について触れられているのは以下の部分です（*研究報告書, p.117-8*）。

　　ガランタミンは興奮、不安、脱抑制異常行動に、リバスチグミンは不安、アパ

シー、脱抑制異常行動に効果があるとの指摘がある*。

　ここで挙げられている参考文献(中島健二・編. 認知症診療Q&A 92, 中外医学社, 2012, p.182-4)を見ると、ガランタミンとリバスチグミンの精神症状に対する効果は以下のように触れられています。

　　ガランタミンは興奮、不安、脱抑制異常行動に、リバスチグミンは不安、アパシー、脱抑制異常行動などに対して有意な効果が示されている*, **。

　ここで挙げられている参考文献の根拠論文は、ガランタミン国内第Ⅲ相試験結果論文(老年精神医学雑誌, 2011;22(3):333-45)と、リバスチグミン国内第Ⅲ相試験結果論文(Dement Geriatr Cogn Dis Extra, 2011;1(1):163-79)です。
　そこでまず前者から検討すると、ガランタミン国内第Ⅲ相試験(GAL-JPN-5)の副次評価項目であるBEHAVE-AD(精神症状を評価)について、試験結果論文は以下のように述べています。

　　最終評価時におけるBehave-AD総得点のベースラインからの変化量において、プラセボ群との最小二乗平均値の差(95%信頼区間)は、GAL 16mg/日群で0.1(−0.6〜0.8)、GAL 24mg/日群で−0.1(−0.8〜0.6)であり、有意差は認められなかった。

　つまり、精神症状評価尺度の総得点においてガランタミンはプラセボとほとんど差がありませんでした。加えて下位項目について特段の解析はされていないので、ガランタミンが興奮、不安、脱抑制異常行動に効く科学的根拠はないと言えます。
　次にリバスチグミン国内第Ⅲ相試験(国内1301試験)について検討します。このリバスチグミン国内第Ⅲ相試験結果論文によると、精神症状評価尺度であるBEHAVE-ADを事後解析したところ、プラセボとリバスチグミンで有意差はありませんでした。加えてBEHAVE-AD下位項目について特段の解析はされていないので、リバスチグミンが不安、アパシー、脱抑制異常行動に効く科学的根拠はないと言えます。
　以上のように、厚労省のBPSDガイドライン本文は根拠論文と矛盾しています。幻覚、妄想、攻撃性、焦燥にコリンエステラーゼ阻害薬が効く科学的根拠は示されていません。

抑うつ症状、アパシーにコリンエステラーゼ阻害薬は効くのか

　ガイドライン（第1版）の基になった研究報告書のうち、抑うつ症状、アパシーとコリンエステラーゼ阻害薬について触れられているのは以下の部分です（研究報告書, p.117-8）。

　　　ドネペジルはアパシー、抑うつ、不安に（中略）効果があるとの指摘がある*。

　ここで挙げられている参考文献（中島健二・編．認知症診療Q&A 92. 中外医学社, 2012, p.182-4) を見ると、ドネペジルの精神症状に対する効果は以下のように説明されています。

　　　ドネペジルは、アパシー、抑うつ、不安に（中略）対して有意な効果が示されている*, **。

　ここで挙げられている参考文献の根拠論文は、ガランタミン国内第Ⅲ相試験とリバスチグミン国内第Ⅲ相試験の結果論文です。すなわち、ドネペジル関連のデータは根拠論文に含まれていません。

　以上のように、抑うつ症状、アパシーにコリンエステラーゼ阻害薬が効く科学的根拠は示されていません。ただし、念のためアパシーへの薬物療法に関する系統的レビュー（Am J Geriatr Psychiatry. 2012;20(2):104-22) を検討すると、アパシーに対して最も有効な薬剤はコリンエステラーゼ阻害薬とされています。

　これまで述べてきたことで明らかなように、厚生労働省のBPSDガイドラインにおける抗認知症薬を第一選択薬とする部分については、科学的根拠が必ずしも示されていません。したがってBPSDに対してガイドラインどおりに抗認知症薬を第一選択薬として用いても、効果は期待できないということになります。むしろ、添付文書にも記載されている興奮、不穏、不眠、眠気、易怒性、幻覚、攻撃性、せん妄、妄想、多動、抑うつ、無感情などの副作用が生じ、一般臨床医が第一選択薬を順守することでかえって精神症状が悪化するおそれがあります。

POINT		
大前提	・抗認知症薬は BPSD 治療薬に非ず ・厚労省の BPSD ガイドラインの根拠は不確実	
事実	・メマンチン、メタ解析で有効性を否定 ・コリンエステラーゼ阻害薬、安全性に懸念	
対策	・抗認知症薬を第一選択薬にしない ・抗認知症薬で精神症状悪化の危険あり	

6 うつと認知症

　65歳以上の患者さんがうつ症状を訴えた場合、認知症性疾患との鑑別診断を念頭に置かなければなりません。

うつ病の特徴
　うつ病は精神疾患の1つであり、気分の落ち込みが数週間以上続くのが特徴です。以下の9つの特徴のうち5つ以上が1日中かつ2週間以上続いた場合は、うつ病を疑う必要があります。逆に言うと、1日のうち気分が晴れる時刻があったり（例：好物のうな丼を食べているときは幸せに感じた）、気分の落ち込む日が毎日続かなかったり（例：平日は気分が落ち込むが休日はそうでもない）という場合は、うつ病を積極的に疑う必要はありません。診断に特に重要なのは、①うつ気分と②興味減退・意欲低下です。

1. うつ気分
　「憂うつです」「気分がさえません」とほぼ1日中、物悲しい気分が続きます。何が起こってもうつ気分は小揺るぎもせず持続します。たとえば孫が来たときだけは気分が晴れたという場合は、この症状に当てはまらないのでうつ病を積極的に疑う必要はありません。

2. 興味減退、意欲低下
　本来楽しいはずの行事が楽しく感じません。ゴルフ好きの人がゴルフをしても一向に面白く感じません。ゆえにうつ病の患者さんを気晴らしの旅行に誘ってはいけない、というのが教科書的対応になります。たとえば温泉に行っても温泉を楽しめず、かえって周りに対して申し訳ない気持ちになったり、お金を使ったことを後悔したりします。家庭では終日楽しくなさそうに過ごしているがデイサービスでは生き生きしているという場合は、この症状に当てはまらないのでうつ病を積極的に疑う必要はありません。

3. 食欲低下
　食欲が落ちます。体重減少することが多いので、悪性疾患がないのに体重減少が

みられるときはうつ病が鑑別診断に挙がります。食べても味がわからなくなり「何を食べても砂のような味がする」「食事が全然楽しくない」と言う人もいます。あまりにも低栄養の状態になった場合は、入院施設のある精神科に紹介したほうが無難です。まれに食欲亢進します。

4. 睡眠障害

中途覚醒が多いとされています。二度寝がなかなかできません。熟睡感がない、悪夢が多いという場合もあります。

5. 抑制、焦燥

物事を考える速度が極端に遅くなります。身体の動きが遅くなったり、口数が少なくなったり、声が小さくなったりします。本人もそれを自覚しているので、焦燥を感じています。

6. 易疲労感、気力減退

全身倦怠感が1日中ずっと続きます。疲れやすいというよりは、朝起きたときからずっと疲れている状態です。

7. 無価値感、罪悪感

「自分は価値のない人間だ」「周りに迷惑をかけている」と思い込みます。「自分は入院費が払えず貧乏になった」という貧困妄想に発展したり、「自分の体はどうしようもなく病んでいる」「自分の内臓は駄目になった」「癌になってしまった」と心気妄想に発展したり、「大変な罪を犯してしまった。自分は懲役刑だ」「警察が逮捕しにくる」と罪業妄想に発展したりします。

8. 思考力・集中力低下

物事を考える力が低下し、普段どおりに仕事や家事ができません。成績低下、残業時間増加、料理が不得手になる、物忘れが気になるといった形で表面化します。物事を決断できなくなります。たとえば朝ご飯を目玉焼きにするかスクランブルエッグにするかで悩んでいるうちに夕方になっていたりします。重症になると、意識が清明なのに外部からの刺激に反応しない「うつ的昏迷」になります。そうなった場合は入院施設のある精神科に紹介したほうが無難です。

9. 自殺念慮（希死念慮）

回復の見込みがないと絶望して「死にたい」と思ったり、自分の存在そのものが罪悪であると思い込んで「死ぬべきだ」と決意したりします。精神科病院に入院中でも自殺します。自殺念慮のある人の精神科病院への入院を断る精神科医が時々いますが、それは入院させたからといって自殺を完全には防げないからです。

主な認知症性疾患であるアルツハイマー病、血管性認知症、レビー小体型認知症、前頭側頭葉変性症とうつ病との鑑別ポイントを**表9**に示します。

　米国精神医学会のマニュアル（DSM-5）は、うつ病診断基準において、うつ病と診断する前に認知症性疾患などのほかの医学的疾患を除外診断するよう求めていますが、Lesson 1「認知症診断の原理原則」で述べたとおり<u>認知症臨床診断基準は不完全なので、認知症除外診断は必ずしも可能ではありません。不可能なことを医師に求める米国精神医学会のマニュアルは実臨床では使えません。</u>

　うつ病は治療可能性がある一方、認知症性疾患には治療可能性がほとんどありません。となれば鑑別が難しい場合まず前者を念頭に置いた治療を行い、前者が否定的とされた場合に後者の可能性を考えるという方針が最良のように思われます。NICE、米国神経学会、日本神経学会といった各種団体が作成したほとんどすべての認知症ガイドラインでは、認知症と診断する前にうつ病を除外するよう推奨しています。

表9　うつ病と認知症性疾患との鑑別ポイント

	うつ病	アルツハイマー病	血管性認知症	レビー小体型認知症	前頭側頭葉変性症
気分の落ち込み	ある	ない	ない	ある	ない
物忘れ	過剰に訴える	物忘れがないかのように取り繕って振舞う	あるときもないときもある	初期は物忘れが目立たない	言葉の意味の記憶が突出して障害（例：鉛筆を「えんぴつ」と呼称できない）
変動	ない。ほぼ毎日、1日の大半において気分の落ち込みや意欲低下が続く	ない。一貫して物忘れがみられる	ある。しっかりしているときとぼーっとしているときで差が激しい	ある。しっかりしているときとぼーっとしているときで差が激しい	行動を制止されると激怒する
パーキンソン症状	ない	軽度、中等度の段階ではみられないが高度の段階ではみられる	基底核領域に血管障害がある場合はみられる	77%にみられる	亜型によってはみられる

65 歳以上の人にうつ状態が疑われた場合の対処法

65 歳以上の人にうつ状態が疑われた場合の対処フローチャートを図3に示します。

1. 血液検査

甲状腺機能低下症の症状は、疲労感、寒がり、労作性呼吸困難、体重増加、認知機能低下、便秘、うつ状態、徐脈などです。うつ病、認知症性疾患の両方と症状が紛らわしいので、除外診断のための血液検査を要します。甲状腺機能低下症が明らかになった場合は、原因に応じて適切に対処します。

2. 頭部画像検査

慢性硬膜下血腫においては、いつの間にか始まった頭痛、少しぼーっとする、物忘れをする、意欲が出ない、眠いなどが典型的な主訴です。うつ病、認知症性疾患の両方と症状が紛らわしいので、除外診断のため頭部 CT または頭部 MRI を実施します。必要に応じて脳神経外科に紹介します。繰り返しになりますが、頭部画像検査を面倒がって行わず、物忘れがあるから抗認知症薬処方、意欲がないから抗うつ薬処方といった症状に対して薬を出すだけの安易な医療をしていると、いつかこ

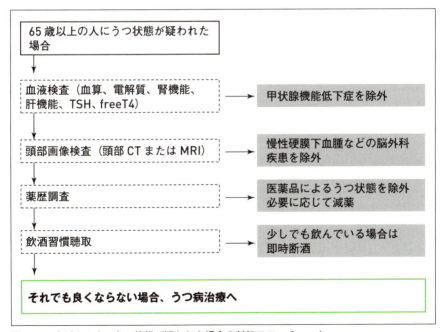

図3　65 歳以上の人にうつ状態が疑われた場合の対処フローチャート

の疾患を見落として患者さんに大きな不利益を与えることになります。

3. 薬歴調査

　①ステロイドとインターフェロン

　一部の医薬品はうつ状態を呈することがあります。よく知られているのがステロイドとインターフェロンです。薬剤起因性のうつ状態は原因薬剤中止が最優先の解決策ですが、これらの医薬品は中止することによって原疾患の急激な悪化が予想されるので処方医とよく相談する必要があります。

　②ベンゾジアゼピン受容体作動薬

　ベンゾジアゼピン受容体作動薬は、承認用量の範囲内でも一定期間服用するうちに依存が形成され、離脱症状の原因になります。すなわち不安、焦燥、うつ、集中困難、イライラ、不眠、筋肉痛、けいれん、ぴくつき、知覚過敏（光，音）、金属味などの症状が薬の切れた時間帯に出現します。この離脱症状としてのうつ状態を鑑別するために、お薬手帳を見てベンゾジアゼピン受容体作動薬の記載がないかを確認します。あった場合はベンゾジアゼピン受容体作動薬を漸減中止するよう患者さんに勧めます。ベンゾジアゼピン受容体作動薬はせん妄と認知機能低下の危険があるので、副作用も認知症と紛らわしいです。それゆえになおさら漸減中止を勧める必要があります。もちろん、非ベンゾジアゼピン系睡眠薬も例外ではありません。これら<u>ベンゾジアゼピン受容体作動薬によるうつ状態を精神疾患によるものと誤認し、抗うつ薬を追加する処方カスケードは避けなくてはなりません。</u>

　③スボレキサント

　スボレキサントはオレキシン受容体拮抗薬で、人工的にナルコレプシー類似状態を作って人を眠らせる正真正銘の「非ベンゾジアゼピン」の睡眠薬です。スボレキサントの有効性と安全性を検証した多施設共同プラセボ対照無作為化二重盲検並行群間比較試験で、1000人・年あたりの自殺関連有害事象発現率は、プラセボ群 2.52 に対してスボレキサント低用量群 7.47、スボレキサント高用量群 10.01 であり、実薬群はプラセボ群に比べて約 3-4 倍の確率で自殺願望が出現すると報告されています（*Rinsho Hyoka(Clinical Evaluation). 2015；43：W1-W9*）。米国のスボレキサント添付文書には、うつ状態や自殺願望の副作用について記載されていますが、日本のスボレキサント添付文書には記載されていませんので、患者さんが薬剤師からこのことを説明されないまま調剤されている可能性が高いです。ゆえにうつ状態を訴える患者さんのお薬手帳にスボレキサントの記載があった場合は、医師が自殺の危険について説明したうえで服用中止を勧める必要があります。

④抗認知症薬

　抗認知症薬のうち、ドネペジル、ガランタミン、リバスチグミンはいずれも添付文書の副作用の欄に「うつ」または「うつ病」が記載されているので、使用している場合は中止します。**うつ病と認知症性疾患が合併している可能性がある場合でも迷わず中止します。**うつ病と認知症の鑑別が難しい場合は、まず治療可能性のあるうつ病を念頭に置いた治療を行うべきです。気分の落ち込みの改善目的で抗認知症薬に抗うつ薬を上乗せする選択肢はあり得ません。万が一にも抗認知症薬中止で認知機能が急速に低下した場合は、即時再開すればよいのです。もっとも Lesson 3「抗認知症薬」で見たとおり、抗認知症薬には認知機能改善効果は大して期待できません。

4. 飲酒習慣聴取

　アルコールは脳萎縮と認知機能低下の危険因子であると同時に、うつ病の危険因子でもあります。逆に、アルコールをやめると 6-7 週間で脳体積が増えたとする報告があるほか、うつ病の 7 人中 6 人が 4 週間以内に改善したという報告もあります（*J Stud Alcohol. 1988;49(5):412-7*）。65 歳を超えるとアルコールの肝代謝が遅延し細胞内水分が減少するといった事情から、アルコール血中濃度が増加しやすくなります。繰り返しになりますが、厚生労働省が一般市民向けに作ったアルコール関連ガイドラインには「どの**精神疾患であっても、その治療が完結するまでの間は、お酒を飲むことを控えることが、治療上非常に重要です**」と明確に記載されています（*市民のためのアルコール依存症を理解するためのガイドライン：平成 27 年度厚生労働科学研究費補助金・障害者対策総合研究事業*）。これらの事情により、65 歳以上の人でうつ状態や認知症状態を疑った場合は、診断的治療としてまず断酒させます。なお、ごくまれに、患者さんに断酒指導しない精神科医がいますが、禁煙指導しない呼吸器科医のようなものなのでそういう精神科・心療内科にはあまり患者さんを紹介しないほうがよいです。

5. うつ病治療

　上記対処フローチャートを経てそれでもうつ状態が改善しない場合は、うつ病治療に入ります。うつ病治療の第一選択は脳の休息です。65 歳以上ではベンゾジアゼピン受容体作動薬が使えないため、薬を使わずに深い睡眠を取らせることが重要となります。そのための具体的な指導内容を**表10**に示します。

　脳の休息は体の休息と同義ではありません。むしろ夜よく眠るために日中は体を積極的に動かしてもらう必要があります。終日臥床してテレビを見る生活が脳の休

表10 65歳以上の人向けの睡眠衛生指導

項目	具体的指導内容
運動	1日30分以上の歩行を週5日以上推奨。
食生活	朝食をとると不眠の訴えが減るので朝食推奨。
酒	アルコールは睡眠効率を低下させるので断酒させる。
カフェイン	コーヒー、玉露、煎茶、紅茶、ウーロン茶、ほうじ茶、玄米茶などのカフェイン飲料は睡眠に悪影響を与えるので夕方以降禁止。ただしカフェイン覚醒作用には個人差あり、場合によっては終日禁止も。
タバコ	喫煙者は寝つきが悪く、浅い睡眠が多く深い睡眠が少ないので、就床1時間前および中途覚醒時の喫煙はやめさせる。
睡眠時間は加齢で徐々に短縮	65歳の平均睡眠時間は6時間なので、「8時間睡眠」や「9時間睡眠」へのこだわりは不要と伝える。日中に眠気がなければ睡眠時間は足りている証拠と伝える。
入眠困難時対応	無理に眠ろうとするとかえって眠れないので、30分以上入眠できなければ一度寝室を離れ気分を変えるよう推奨。
寝室の温度と湿度	適切にエアコンなどを使用するよう推奨。
騒音と光	騒音があると眠れない。夜間に青白い光を見ると覚醒作用が強く眠りにくくなる。いずれも避けるよう推奨。特に寝床でのスマホは避ける。
起床時刻	起床後太陽光を浴びてから15-16時間後に眠気が出現するので起床後なるべく早く太陽の光を浴びるのが望ましい。起床時刻は一定にする、なおかつ早起きするよう推奨。
就床時刻	必要以上に長い間寝床に就いていると中途覚醒が出現し熟睡感が損なわれ不眠につながるので、眠くなってから布団に入るよう推奨。

(尾崎章子、巽あさみ. 健康づくりのための睡眠指針2014 〜睡眠12箇条〜に基づいた保健指導ハンドブック、厚生労働科学研究費補助金・循環器疾患・糖尿病等生活習慣病対策総合研究事業. より引用)

息になるはずがありません。

　脳卒中、パーキンソン病、頭部外傷はいずれもうつ病の危険因子なので、既往の有無を確認し、既往がある場合はそれが気分の落ち込みの原因である可能性が高いと伝えると、原因がわからず悩んでいる人には朗報になるかもしれません。

　飲酒者に対しては断酒の必要性を繰り返し説明します。どうしてもやめられない人はアルコール依存症のおそれがあるので、家族に保健所や精神保健福祉センターへ相談させます。

　さまざまな事情で、高齢の同居家族の介護で本人が苦労している場合は介護保険申請を勧めます。逆に本人が引きこもって不活発な場合はデイサービス・デイケアなどの通所介護サービスを勧めます。体は元気だが昼間に何もやることがない場合は、シルバー人材センターで業務を提供してもらうよう勧めます。働きたくないと

いう人には、囲碁・将棋教室、百才体操、老人大学、カラオケ喫茶、コーラス、公民館講座、ボランティア活動などへの参加を勧めます。

うつ病の治療なしでの自然寛解率は 2 年で 80-90％です（CNS Drugs.1995; 4(4): 261-77）。抗うつ薬は使っても使わなくてもよいです。使う場合はパロキセチンおよび三環系抗うつ薬は抗コリン作用が強いので避けます（J Am Geriatr Soc. 2015;63(11):2227-46）。食事摂取困難、あるいは自殺企図があるといった重症例は入院施設のある精神科に紹介します。

アルツハイマー病などの認知症性疾患はほとんど自然寛解しません。うつ病と認知症性疾患との鑑別が難しい事例で、経過をみるうちに認知機能障害が徐々に悪化する場合は認知症性疾患として対応します。アルツハイマー病またはレビー小体型認知症であれば抗認知症薬の使用を検討してもよいです。血管性認知症と前頭側頭葉変性症には適用がないので誤って抗認知症薬を処方しないよう注意します。認知症性疾患に抗うつ薬が有効であるというはっきりした科学的根拠はないので、抗うつ薬は併用しません。ただし、認知症の人の不眠に対して抗うつ薬のトラゾドンが有効であるというプラセボ対照無作為化二重盲検並行群間比較試験があるので、トラゾドンはこの限りではありません（Am J Geriatr Psychiatry. 2014;22(12):1565-74）。抗うつ薬と抗認知症薬の使用基準は以下のまとめのとおりです。

POINT

まず うつ病治療	・抗認知症薬は切る ・抗うつ薬は使っても使わなくても可
次に認知症性 疾患治療	・抗うつ薬は切る（例外はトラゾドン） ・アルツハイマー病あるいはレビー小体型認知症の場合のみ抗認知症薬検討可

7 家族・介護環境の調整

断酒、減薬、身体疾患管理、非薬物療法など医学的に打てる手を尽くして、それでもなお精神症状が残存する場合は、家族・介護環境を調整することになります。場合によっては、同時並行で家族・介護環境の調整を要する場合もあるでしょう。介護保険を申請していない場合は申請を勧めたほうがよいでしょう。

BPSDがこじれる典型的パターン

図4は、BPSDがこじれる典型的パターンです。日付を間違えた、同じ話を繰り返したなどの本人の失敗を、よかれと思って周囲の人が指摘したり注意したりすると、本人の不安は周囲が予想する以上に増大します。というのも、本人自身は普通に振舞っているつもりなので、なぜ指摘されたり注意されたりしたのか理解できないからです。周囲の人がほんの少し指摘しただけなのに、本人は「毎日叱られている」「毎日怒られてばかりいる」と解釈することもあります。仮にその場で指摘や注意の理由を理解できたとしても、記憶障害のせいですぐに忘れてしまいます。ところが「叱られた」「怒られてばかりだ」という嫌な感情だけは忘れることなく長く残ります。するとそれが引き金でますますおかしなことを言ったりしたりするよ

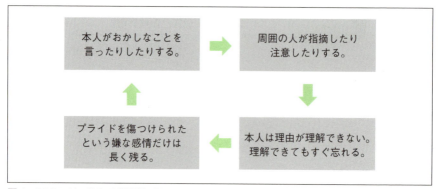

図4 BPSDがこじれる典型的パターン

うになるのです。それをまた周囲が指摘し、本人の感情が悪くなるという悪循環の始まりです。

　こうならないよう、周囲の人には本人の問題行動を指摘したり注意したりしないよう伝えます。診察室でこう言うと本人が「先生、よくぞ言ってくださいました。もっと言ってやってください」と喜ぶことがあります。そんなときは間違いなくこの悪循環に陥っていますので、指摘しない・注意しないという対応を徹底するよう周囲の人にお願いをします。「指摘したり注意したりすればするほど認知症が進みますよ」とはっきりとした表現で説明するのもよいかもしれません。

病前性格との関係

　病前性格と BPSD に一貫した因果関係はありません。病前性格と BPSD の相関関係を調べた研究によると、認知症性疾患の種類によって異なるパターンの相関関係が観察されたと報告されています(*Psychiatry Clin Neurosci. 2017;71(6):409-16*)。たとえば、レビー小体型認知症の人の場合、病気になる前の性格が誠実であればあるほど病気になった後に興奮しやすいのに対し、アルツハイマー病患者の場合は病気になる前の性格の誠実さの程度と病気になった後の興奮の程度に相関関係がみられませんでした。認知症性疾患の種類によっては性格が誠実なほど興奮しやすくなるという研究結果は多くの人の直感に反すると思われます。なぜこのような結果が得られたのかはよくわかっていないのですが、少なくとも「性格が悪いから精神症状が出る」と決めつけるのは不当であると言えます。

　問題行動を「もともとの性格だから……」と家族が解釈してしまった場合、介護の士気が損なわれるので、「もともとの性格とはそれほど関係ありません。気の強かった人が病気になって弱気になりかえって扱いやすくなったという人もいれば、大人しかった人が病気になって乱暴になることもあります。ただ、周りの対応の仕方にはある程度の関係があるようです」などと家族に説明し、BPSD の原因を性格と決め打ちするのではなく、今後の対応で変化させられるものだと伝えます。

物盗られ妄想

　財布や眼鏡を盗られたと訴える物盗られ妄想は、直接介護している身近な人が疑われることが多いです。妄想の対象になる人は、本人が憎んでいる人ではありません。妄想の対象になるということはむしろその人が患者さんを一番身近でお世話をしている証拠と言えます(*認知症専門医が語る診断・治療・ケア. 中央公論新社, 2010*)。

まずこのことを家族に伝え、妄想の対象になっている人が悪いわけではないことを理解してもらいます。そうしないと遠方の親戚が、「介護のやり方が悪いから物盗られ妄想が出ている」「ちゃんと世話していないからそんなことになる」「本当に盗ったんじゃないの」と介護者を責めるおそれがあるからです。

　物盗られ妄想は本当にその品物がないという事実が前提となっています。それを周囲が受け止め、本人と一緒にその品物を探すのが原則です。「お前が犯人だからわざと一緒に探す振りをしてごまかそうとしているのだろう」と本人が猜疑心を募らせた場合は、同居していない家族などで妄想の対象になっていない人が一緒に探します。品物をしまう場所は毎回同じであることが多いですが、家族が先に品物を発見しても「それ見たことか」と本人を叱責しないのが大切です。物盗られ妄想の原因の大半は、物をしまったこと自体を本人が忘れていることですが、それを指摘しても事態は一向に改善しません。むしろ本人の感情が傷つき、一層攻撃的になる場合すらあります。家族が先に品物を発見できたときは本人をその場に誘導し、「ちょっとこのあたりを探してください」と本人に探させ、本人に見つけさせるのが重要です。それを繰り返すことによって物盗られ妄想への発展を食い止められる可能性があります。通帳や印鑑をしょっちゅうなくして再発行を繰り返すような場合は、本人が信用している人物に預けるよう促します。

　物盗られ妄想の原因の第二は、探し物が一向に見つからないという恐怖体験です。その体験をなくすためには、そもそも家にいる時間を短くすることが大事です。1日家にいて何もすることがないから探し物が気になるのです。忙しくて家にいる暇もない生活をしていれば、探し物が気になるどころか物をなくしたこと自体を忘れてしまうでしょう。そうするために一番手っ取り早いのは、デイサービスの利用です。医師からもデイサービスを勧めてよいと思います。

幻覚、幻聴

　人、小動物、虫が見える、あるいは自分の悪口が聞こえるといった幻覚は、本人にとっては紛れもなく事実なので、頭ごなしに否定するのではなく、まず本人がそう体験しているという主観的事実自体は認めます。そのうえで「虫がいる」といった幻視の場合は部屋を明るくする、壁の染みをとる、カーペットの模様を変えるといった幻視誘発要素を除去することをしてみるよう指導します。「近所の人の生首が見えて怖い」「ご先祖様の霊が見える」といった現実的にあり得ない幻視の場合は、「へえ、不思議なこともあるものね」「私には見えないけどね」くらいの中立的な対

応を指導します。「近所の人が自分の悪口を言っている」といった被害的な幻聴の場合は、本人が本当に困っているのは幻聴そのものではなく自分がのけ者にされているのではないかという不安なので、「そうは思えないかもしれないけど本当のところは大丈夫だよ」と安心感を与える対応を指導します。「ボケてる」「ニンチ」といった本人を侮蔑するような差別的幻聴の場合は、「そんな声はけしからんね」と本人と一緒になって怒ったり、「私はそうは思ってないよ」と慰めたりするよう指導します。幻覚は本人の注意が幻覚のほうに向けば向くほど強くなりますので、本人の注意をほかにそらせる対応も重要です。たとえば幻覚の話題を始めたら、「それはそうとお茶が入りました」とお茶やお菓子を勧めたり、「それより散歩に行きましょう」と散歩に連れ出したりして場面転換をするよう指導します。

興奮

　本人が興奮して介護者を攻撃し始めたときは速やかにその場を去るよう指導します。介護者がトイレにこもる、介護者が散歩に出るなど、手段は何でもよいです。興奮の原因が何であれ、10分か15分たてば本人が怒っていたことをすっかり忘れていることはよくあります。目の前に怒りの対象がいれば忘れることなく怒り続けますが、それがいなくなってしまえば怒りを忘れてしまい、再度目の前に現れても、「思い出し怒り」はしないのが典型的な認知症の人のパターンです。包丁などの投げると危険なものは本人の手の届かないところにあらかじめしまっておくよう指導します。そのうえで興奮の原因を探ります。原因が酒に関連していれば、本Lesson 4の1「まずは断酒推奨」に戻ってください。まさに医師の出番です。本人に断酒を厳命しましょう。そのほかの原因でありがちなのは難聴です。本人が介護者の言うことがわからずにイライラしている場合です。これは診察室で本人と介護者を観察していればすぐわかります。本人の理解が追いついていないのをお構いなしに介護者が喋り続けている場合がそれです。本人は少し難聴気味なのでゆっくりかつ短めに喋るよう介護者に指導します。大声を出せば通じると思っている人もいますが必ずしもそうではありません。大声すぎると相手の耳には騒音としか聞こえず、かえって言葉の意味が通じません。こちらの口の動きが見えるように相手の正面から口をゆっくり大きく動かし、ゆっくりはっきり短く喋るのがコツだと伝えます。補聴器を勧めるのも良い手です。

不眠、昼夜逆転

　不眠、昼夜逆転には本 Lesson 4 の 6「うつと認知症」で解説した「睡眠衛生指導」で対応します。遅寝早起きの推奨、朝の日光浴の推奨、日中の運動の推奨、昼寝禁止などが基本です。睡眠時間にはムラがあるのが普通なので、一晩くらい不眠の晩があっても心配ないと介護者に伝えます。睡眠時間が足りているかどうかは日中に本人に眠たいかどうか聞いてみればわかります。眠たくなければ睡眠時間が足りている何よりの証拠です。

不安

　夕暮れになると不安が強くなり自宅にいるのにそれを忘れて「そろそろ帰ります」と外に出ようとする場合は、ここは自宅であることを何度も告げる、あるいはいっそ「もう夜も遅いしバスもないので今日はゆっくり泊まって明日お帰りください」と話を合わせて安心感を与えるといった対応が考えられます。

POINT

指摘しない、注意しない
・BPSD を悪化させる悪循環のきっかけになる

性格のせいにしない
・介護の士気が下がる

妄想の対象を責めない
・一番身近でお世話をしている人が妄想の対象になりやすい

妄想を頭ごなしに否定しない
・安心感を与える対応を試みる

8 抑肝散、トラゾドン、抗精神病薬

　本 Lesson 4 の 7「家族・介護環境の調整」で挙げたような介護者の対応だけではうまくいかなかったとき、初めて薬物の使用を検討することになります。

抑肝散

　BPSD のうち、易怒性、興奮、暴言暴力などに効くことがあるのが抑肝散です。BPSD に対する抑肝散の効能を検証した無作為化比較試験に関する系統的レビューによると、抑肝散はプラセボに比べて有意に BPSD を改善させました。特に妄想、幻覚、焦燥/攻撃性に対する効果が優れていました。副作用による試験脱落の確率は抑肝散とプラセボで変わらず、安全に使えることが示唆されました。ただ、良いことばかりではありません。抑肝散は MMSE 点数を改善させませんでした。BPSD に対する抑肝散の効能を検証した無作為化比較試験のほぼすべては二重盲検で実施されていませんので、抑肝散が本当にプラセボを上回る BPSD 改善効果を示したのかは実のところよくわかりません。そして何より、アルツハイマー病の BPSD に限っては抑肝散とプラセボに有意差はありませんでした(J Alzheimers Dis. 2016;54(2):635-43)。

　抑肝散の BPSD への効果を検証した唯一の二重盲検試験をくわしくみてみますと、BPSD のあるアルツハイマー病患者 145 人を対象に、抑肝散 3 包（7.5g）/日の BPSD への効果と安全性を検証する目的で行われた、多施設共同プラセボ対照無作為化二重盲検並行群間比較試験では、BPSD への効果は投与 4 週間後および 12 週間後のいずれの時点においても、抑肝散とプラセボに有意差がないことが確認されました。ただし安全性では大きな問題はみられませんでした(Geriatr Gerontol Int. 2017;17(2):211-8)。

　比較的安全に使えるとはいえ、抑肝散には甘草が含まれるので低カリウム血症には要注意です。継続使用するのであれば血中カリウム濃度をフォローしたほうが無難です。浮腫、高血圧、不整脈に気をつけましょう。患者さんの体格によりますが、1 日 1 包/分 1 といった少量から開始し、効果がなければ 1 日 3 包/分 3 まで漸増し、

効果がみられれば漸減終了し、長期投与は避けたほうがよいです。効果は1、2週間で現れることが多いので、4週間以上使っても変化がみられないときは効果なしと判定し、即時終了します。漢方方剤はその一つひとつが既に複数の生薬の合剤です。漢方医学に精通していない一般臨床医は複数の漢方方剤を併用するのを避けるべきなので、抑肝散を使う前にほかの漢方方剤が既に処方されていないか確認し、既に処方されている場合はそれを中止してから抑肝散を開始しましょう。

　過去の試験からは、抑肝散は効くのか効かないのかよくわからない薬です。特に、最も有病率が高いアルツハイマー病で、BPSDへの効果がないという科学的根拠があるのは痛いところです。抗精神病薬はBPSDへの一定の効果が報告されていることから、抑肝散が抗精神病薬の代替薬に成り得ないことは明らかです。ただし抗認知症薬や抗精神病薬と違い、安全性に大きな問題はないことから、一般臨床医にとってはアルツハイマー病を除いた認知症性疾患のBPSDへの第一選択薬として支障ないと思われます。日本老年医学会の「高齢者の安全な薬物療法ガイドライン2015」（https://www.jpn-geriat-soc.or.jp/info/topics/pdf/20170808_01.pdf）において、抑肝散は「認知症（アルツハイマー型、レビー小体型、脳血管性）に伴う行動・心理症状のうち陽性症状（興奮、妄想、幻覚など）を有し、非薬物療法および認知症治療薬（コリンエステラーゼ阻害薬、メマンチン：適用のある病態のみ）による効果が不十分な場合に使用を考慮する」と、抗認知症薬に次ぐ第二選択薬扱いになってしまっています。これは、先に出版された厚生労働省の「かかりつけ医のためのBPSDに対応する向精神薬使用ガイドライン」で抗認知症薬が第一選択薬となっているので、それとの整合性を保つためです。しかし本Lesson 4の5「抗認知症薬はBPSDに対してもプラセボへの優越性は不確実」で検証したとおり、厚生労働省のガイドラインに科学的根拠はありません。ゆえに日本老年医学会のガイドラインがどうであれ、抑肝散をアルツハイマー病以外の認知症性疾患によるBPSDへの第一選択薬とすべきと言えます。

　アルツハイマー病への効果は期待できませんので、アルツハイマー病とはっきり診断できている場合は抑肝散を使わないほうがよいです。アルツハイマー病に使わないということは、抗認知症薬はアルツハイマー病治療薬とほぼ同義なので、抗認知症薬と抑肝散の併用もあり得ないことになります。興奮で困っているなら、併用ではなく抗認知症薬をやめるべきです。BPSDに難儀する事例は診断がはっきりしていない場合が多いですが、アルツハイマー病が除外されていないからといって抑肝散を使ってはいけないという理由はありません。アルツハイマー病以外の認知症

性疾患がオーバーラップしている場合も抑肝散を試してよいと思います。仮にアルツハイマー病であったとしても、抑肝散本来の効能である「虚弱な体質で神経がたかぶるものの次の諸症：神経症、不眠症」に使う分には支障はないと思います。抑肝散に即効性は期待できませんので、自傷他害のおそれが著しく高い切迫したBPSDに抑肝散は向きません。漢方剤は粉薬なので、粉薬が嫌いな人に抑肝散は向きません。繰り返しになりますが、**抑肝散で効果がないときは即時中止すべきですし、効果があったときも漸減中止を試みるべきです**。漸減したら精神症状が再発したといった場合のみ、やむをえず継続投与となります。

トラゾドン

　同居人を睡眠不足に追い込む厄介なBPSDとして睡眠障害があります。睡眠障害に対して従来よく使われてきたのはベンゾジアゼピン受容体作動薬ですが、実際のところ科学的根拠はどうなのでしょうか。

　認知症の人の睡眠障害に対する薬物の効果を検証したプラセボ対照無作為化二重盲検比較試験に関する系統的レビューによると、過去になされた臨床試験はメラトニン、トラゾドン、ラメルテオンの3剤に関するものしかないと指摘されています（*Cochrane Database Syst Rev. 2016;11:CD009178*）。つまり、ベンゾジアゼピン受容体作動薬に関してはプラセボ対照無作為化二重盲検比較試験そのものが存在しません。ベンゾジアゼピン受容体作動薬には、認知機能低下、せん妄、転倒、骨折の危険を増やすという明らかな科学的根拠があるので、認知症の人の睡眠障害に使ってはいけない薬と言えます。

　さて、このレビューではメラトニン、ラメルテオンともに無効であると認定されていますが、唯一トラゾドンだけはプラセボへの優越性が観察され、なおかつ安全だったと報告されています。実のところ被験者数30人の小規模なトラゾドン試験が1件見つかっただけなのですが、それでもそれ以外に選択肢がないので、認知症の人の夜間不眠に対してはトラゾドンが第一選択薬です。試験で検証された用量は50mg/日ですが、実臨床では患者さんの体格をみながらまず25mg/日で開始し、無効であれば50mg/日まで漸増するといった使い方が無難でしょう。場合によっては75mg/日まで増やしてもよいかもしれません。ただ、適応外使用になるので、トラゾドンは抗うつ薬であることは前もって伝えておきましょう。まれですが持続性勃起の副作用があります。過鎮静、躁転、かえって不眠になるといった副作用も予想されますので、飲んで具合が悪くなったらすぐに飲むのをやめるよう事前に伝

えるのが重要です。

　ラメルテオンはメラトニン受容体に作動する睡眠薬ですが、認知症の睡眠障害にラメルテオンは無効であるとの科学的根拠が上記のように示されていますので、使わないでおきましょう。スボレキサントはオレキシン受容体に拮抗する比較的最近に上市された睡眠薬ですが、今のところ認知症の不眠に対する科学的根拠がないので、積極的に使うべきではありません。不眠に対するスボレキサントの効果と安全性を検証したプラセボ対照無作為化二重盲検比較試験に関する文献レビューによると、認知症の不眠を対象としたプラセボ対照試験は1つも同定されませんでした(*Drugs Context. 2018;7:212517*)。また、上市前に行われた第Ⅲ相試験ではMMSE 24点以下の65歳以上の人を被験者から除外しており、認知症の人が試験に入らないように設計していました(*ClinicalTrials. Gov;NCT01097616*)。

　不眠に対しては有効性を示したトラゾドンですが、BPSDに対する万能薬というわけではありません。BPSDに対するトラゾドンの効果と安全性を検証したプラセボ対照無作為化二重盲検比較試験に関する系統的レビューによると、トラゾドンのプラセボに対する優越性はなかったとされています(*Cochrane Database Syst Rev. 2004;(4):CD004990*)。

抗精神病薬

1. 効果と危険性

　BPSDに対する非定型抗精神病薬の効果と安全性を検証したプラセボ対照無作為化二重盲検比較試験に関する系統的レビューによると、非定型抗精神病薬は興奮状態をはじめとする精神症状をプラセボと比べて有意に改善させましたが、眠気、錐体外路症状、脳血管に関する有害事象、尿路感染症、浮腫、歩行障害、死亡の危険がプラセボより高かったので、非定型抗精神病薬の効能は副作用のため相殺される可能性があるとしています(*J Alzheimers Dis. 2014;42(3):915-37*)。抑肝散やトラゾドンに比べると確実に効果が期待できますが、その分危険性も高い選択肢が抗精神病薬ということになります。

　2005年に米国食品医薬品局（FDA）は非定型抗精神病薬を老年期認知症の人に用いるとプラセボに比してその死亡率が1.6-1.7倍に上昇すると警告しました。2008年には定型抗精神病薬にも警告が拡大されています。死亡というのは究極の有害事象です。これを受け海外では認知症の人への抗精神病薬への処方が控えられるようになりました。たとえばフランスの65歳以上の認知症の人における抗精神

表11　180日以上抗精神病薬を使った場合の死亡率の絶対値

	死亡率の絶対値の上昇	薬により何人に1人が死亡したか
ハロペリドール	3.8%	26人
リスペリドン	3.7%	27人
オランザピン	2.5%	40人
クエチアピン	2.0%	50人

(Maust DT, et al. Antipsychotics, other psychotropics, and the risk of death in patients with dementia: number needed to harm.JAMA Psychiatry. 2015;72 (5) : 438-45)

病薬処方割合は、2003年には14.2%だったのが2011年には10.2%と約3割減少しました(Eur Neuropsychopharmacol. 2014;24(1):95-104)。一方、日本では65歳以上の認知症の人における抗精神病薬処方割合は、2002年は21.3%、2010年は21.3%と変化はありません(Int Psychogeriatr. 2015;27(3):407-15)。

　抗精神病薬を10-12週間使った臨床試験のメタ解析では、死亡率の絶対値は1.2%上昇し、120人に1人が抗精神病薬により死亡したことが示唆されました(JAMA. 2005;294(15):1934)。65歳以上の認知症の人9万人以上を対象にした調査では、180日以上抗精神病薬を使った場合、死亡率の絶対値はそれぞれ表11のように上昇しました(JAMA Psychiatry. 2015;72(5):438-45)。

2．適用

　多くのガイドラインでは、65歳以上の認知症の人への抗精神病薬の使用を、非薬物療法的対応がうまくいかず自傷他害のおそれがある場合に限っています。抗精神病薬の効果は周囲の人にもはっきり見えます。一方、何人に1人が薬のせいで死亡するかといった数字は医師の側にしかわかりません。ゆえに具体的な数字を開示したうえで薬を使うかどうか話し合うのが適切です。

　たとえば、幻視体験のせいで畳に虫がいるのが見えるためろうそくで畳を焼こうとする認知症の人がいて、どれだけやめるよう説得してもすぐ忘れてしまうので、火事を防止するために24時間だれかが寝ずの番をしなければならない事例があったとします。抗精神病薬を使えば副作用の面で危険なのは確かですが、使わずに幻視を放置していると火事につながりかねません。また、たとえば妻が浮気をしているという妄想からゴルフクラブで妻を殴る認知症の男性がいて、どれだけやめるよう説得しても内容をすぐ忘れてしまうので、妻が24時間自分の身を護らなければならない事例があったとします。抗精神病薬を使えば副作用の面で危険なのは確かですが、使わずに妄想を放置していると事件につながりかねません。このような自

表12　リスペリドンの欧州での認可状況

効能・効果	中等度～高度のアルツハイマー型認知症患者の持続的攻撃性の短期治療。
用法・用量	開始用量は 0.25mg 1日2回が推奨される。この用量は、必要に応じて、多くても2日に1回の頻度で、0.25mg 1日2回ずつ個別に調節することができる。ほとんどの患者の場合、至適用量は 0.5mg 1日2回である。ただし、一部の患者は 1mg 1日2回までの用量から効果を得られることがある。本剤は、アルツハイマー型認知症の持続的攻撃性に対して6週間を超えて使用してはならない。治療中は、頻回かつ定期的に患者を評価し、治療継続の必要性を再度評価しなければならない。

(リスパダール®インタビューフォーム，第17版. より引用)

傷他害のおそれがあってほかに回避手段がない場合は、抗精神病薬使用の検討もやむを得ないと言えます。使用するかどうかはBPSDでどれだけ困っているかによりますので、家族に聞いてみるしかありません。人によっては、死亡率の具体的数字を知るとその薬は使いたくないと言います。そのときは本 Lesson 4 の7「家族・介護環境の調整」に戻り、家族・介護環境を何とかうまく調整するよう努力することになります。

3．用法用量

　抗精神病薬を処方するときはできるだけ少ない量を短期間だけ使うのが原則です。参考までにリスペリドンの欧州での認可状況を表12に記します。なお、日本ではBPSDに対する認可はされていません。

　もちろん日本では承認されていない効能・効果ですので、リスペリドンをことさらに推奨する理由にはなりません。あくまで参考に過ぎませんが、「できるだけ少ない量を短期間だけ」の具体的イメージを思い描いてもらえればと思います。なお、クエチアピンとオランザピンはなぜか日本国内でだけ糖尿病に禁忌となっていますので注意が必要です。

　多くのガイドラインでは、BPSDに対する抗精神病薬使用を短期間にとどめるよう推奨しています。たとえば厚労省のBPSDガイドラインでは、「常に減薬、中止が可能か検討する」と推奨されていますし、日本神経学会のガイドライン（認知症疾患診療ガイドライン 2017）では「3か月以上症状が安定している患者については、注意深く減薬することが必要である」と推奨されていますし、米国精神学会のガイドライン(*Am J Psychiatry. 2016;173(5):543-6*)では、「抗精神病薬開始後4か月以内に漸減中止せよ」と推奨されています。その理由は上記のように安全性に重大な懸念があるからです。BPSDの治療に抗精神病薬を3か月以上使用した患者さんを対象に、

抗精神病薬を継続した場合と中止した場合を比較した無作為化比較試験に関する系統的レビューによると、継続しても中止しても BPSD に大きな差はなかったと報告されています(*Cochrane Database of Systematic Reviews 2018, Issue 3. Art. No.: CD007726*)。ただし精神疾患、興奮または攻撃性が抗精神病薬で治療できた症例に限ると、抗精神病薬の中止によって症状再発の危険性が上がりました。つまり、抗精神病薬で精神疾患、興奮または攻撃性が改善された場合は、ガイドラインの推奨がどうであれ、長期継続投与を余儀なくされるかもしれません。具体的に言うと、抗精神病薬中止で自傷他害のおそれの高い精神症状が再発する事例においては、死亡率上昇という危険を承知のうえで抗精神病薬を長期継続投与せざるを得ないかもしれません。多くの家族は死亡率上昇という危険を容認しないので、一度は抗精神病薬漸減中止を試みるべきですが、それで症状が再発した場合は、家族の了承のもと長期継続投与するのも1つの選択肢としてあり得るでしょう。

4．投与中止する際の注意点

　抗精神病薬はドーパミン D_2 受容体を阻害することにより、抗幻覚・妄想作用と鎮静作用が得られると考えられていますが、抗精神病薬が長期にわたって投与されると生体がこれに対抗しドーパミン D_2 受容体の発現量を増加させるというアップレギュレートが起こることが知られています(*Eur J Pharmacol. 1980;63(2-3):135-44*)。そうすると、抗精神病薬を長期にわたって投与した後に急激に投与中止した場合、ドーパミン D_2 受容体の発現量が増加しているため、幻覚・妄想や興奮が起こりやすくなるおそれがあります。つまり、原疾患の悪化というよりも抗精神病薬の離脱症状としての幻覚・妄想や興奮が出現するおそれがあります。ゆえに抗精神病薬を投与中止する際は急激に投与中止するよりも徐々に中止するほうがおそらく安全です。

POINT

抑肝散

- 有効性を証明した二重盲検試験なし
- それでも比較的安全に試せる

トラゾドン

- 睡眠障害に有効と証明された唯一の薬剤
- ただし BPSD 全般に効くわけではない
- 抗うつ薬なので適切な説明が必要

抗精神病薬

- BPSD への有効性は確実
- 安全性に懸念あり
- 自傷他害のおそれがあるときに限定

Lesson 5

医療者ができること

1 基本的対応 162
2 病状説明 168
3 予防 174
4 MMSEとHDSRの進め方、考え方 181
5 向精神薬に関する製薬会社パンフレットの読み方 190

1 基本的対応

　認知症が疑われた場合、まずなすべきことは内科疾患や脳外科疾患の除外診断と薬剤起因性認知機能低下を除外するための減薬です。それらが終わり、認知症性疾患の診断が確からしいとなったときの基本的対応についてここでは述べます。

　認知症性疾患への対応の優先順位は、①危険動作はやめてもらう、②仕事や社会的活動をしている場合はできるだけ長く続けてもらう、③外出の機会が乏しい場合はデイサービスを利用してもらう、④家庭内では本人に失敗体験をさせない、⑤家庭内ではできるだけ本人に家事をしてもらう、です。この順番さえ守れば対応に迷うことはなくなります。

危険動作はやめてもらう

　何事も安全第一です。本人や周囲の希望がどうであれ、最優先課題は危険動作をやめることです。これをクリアできれば早すぎる入所を阻止できます。代表的な危険動作は自動車運転と火の不始末です。

1. 自動車運転

　自動車運転をしている場合、認知症性疾患に罹患すると認知機能低下のためにいずれ運転の制限・中止が必要になります。認知症の人が運転したときの交通事故の確率は年齢・性別・住所地をマッチングさせた一般人口群の 2.5 倍と報告されています（*The Journals of Gerontology: Series B.1995;50B(3):173-81*）。

　本人が納得して自分の意思で運転中止するのが理想なので、早い段階から本人、家族、関係者らで話し合いをもってもらうことが重要です。メッセージの伝え方としては、「最近国が法律を変えてこの病気の人は車の運転をしてはいけないことになった」「酔っ払い運転と同じで事故を起こしたら責任がより重くなる」と危険性を強調する方法や、「今のままだと次の運転免許の更新が通らない。しかし運転免許を自主返納すれば『運転経歴証明書』をもらえる。そうすれば身分証明書として使えるし、いくつかの旅館や美術館を安く利用できる」と利益を強調する方法があります。

運転中止後の移動の代替手段についても相談します。廃車にした場合に浮く保険の費用、税金、車検代、ガソリン代を計算してもらいます。浮いたお金でタクシーなどの代替手段の費用を賄えることもあります。市町村によっては公共交通機関の高齢者優待乗車証を提供している場合もありますので、利用を勧めます。「運転やめろというのは死ねということだね」「車を取り上げるのはかわいそう」「運転やめたらかえってボケる」などと納得しなかった場合は、「交通事故遺族の前でも同じことを言えますか？」「ご自分やご家族が認知症ドライバーにひかれたときでもそう言えるかどうか想像してみてください」と返して危機感をもってもらいます。どうしても本人が運転中止を拒否する場合は、一時的に興奮や被害妄想が悪化する見込みを伝えたうえで、家族に協力してもらって車ごと隠す、免許証を隠すという非常手段をとることもあります。特に既に交通事故を起こしているのになお運転をやめない場合は仕方がありません。家から車がなくなればそのうち車のことを忘れますので、興奮や妄想は自然に治まります。警察署、免許センターの運転適性相談窓口に相談すれば良い助言がもらえる可能性があるので家族に相談を勧めます。

2．火の不始末

　火の不始末も早めに対応するのが原則です。独居の人は火の不始末を理由に近隣から入所を迫られる場合がありますから、特に早期から対応しなくてはなりません。鍋・やかんが焦げていないかどうか、仏壇が無事かどうか、喫煙者の場合は畳やこたつにタバコの焼け跡がないかどうか、本人と家族に必ず尋ねましょう。オール電化が一番確実な安全対策ですが、オール電化を始めると操作法を覚えられず台所仕事ができなくなることがありますので痛し痒しです。まだオール電化の操作法を覚えておける能力があるうちに、早めにオール電化に切り替えるべきかもしれません。台所のガス栓だけ切ってしまう手もあります。火災報知機は必須です。じゅうたんやカーテンを燃えにくい材質のものに替える場合もあります。仏壇のろうそくは電気で点くタイプに替えてもらいます。ストーブは電気ストーブにして、石油ストーブは処分してもらいます。

　喫煙は火の不始末の危険性があるので禁煙してもらうしかありません。タバコをやめるとイライラして精神症状が悪化するのではないかと家族が懸念することもありますが、そのような科学的根拠はありません。禁煙と精神症状の関係を調べた研究に関する系統的レビューによると、禁煙によって精神衛生に良い変化が起こることが期待され、その効果は抗うつ薬以上とされています（BMJ 2014;348:g1151）。**タバコが体に悪いのはよく知られている事実ですが、精神にも悪いという事実も同様に**

知られたほうがよいと思います。

仕事や社会的活動をしている場合はできるだけ長く続けてもらう

　長年やり続けている仕事や社会的活動がある場合、危険動作さえなければ廃用症候群予防のためにできるだけ長く続けてもらったほうがよいです。本人や家族が年齢を理由に引退を考えている場合は再考を促しましょう。家族が「職場ではほとんど役に立っていないようです」と言う場合は、「それでもリハビリテーションにはなるからできるだけ長く続けたほうがいいですよ」と返します。

外出の機会が乏しい場合はデイサービスを利用してもらう

　仕事や社会的活動が乏しく外出の機会が少ない場合は、デイサービス利用を促します。英国国立医療技術評価機構（NICE）の認知症ガイドラインでは、軽度〜中等度認知症の人には、非薬物療法として構造化集団認知刺激療法への参加の機会が与えられるべきであると記載されています。まさに日本でいうところの、介護保険のデイサービスのような場への参加が推奨されているわけです。

1. デイサービスのメリット

　表1はガランタミンの国内第Ⅲ相試験（GAL-JPN-3 および GAL-JPN-5）の併合解析の結果です。このように、介護サービスを利用した集団は利用しなかった集団

表1　GAL-JPN-3 および GAL-JPN-5 のプラセボ群併合解析における 22 週後の CIBIC-plus（全般的臨床症状評価）の分布

CIBIC-plus	介護サービス利用なしの集団	介護サービス利用ありの集団
大幅な改善	0人（0%）	1人（1.0%）
中等度の改善	5人（2.4%）	7人（7.2%）
若干の改善	34人（16.1%）	22人（22.7%）
症状の変化なし	61人（28.9%）	27人（27.8%）
若干の悪化	79人（37.4%）	26人（26.8%）
中等度の悪化	27人（12.8%）	13人（13.4%）
大幅な悪化	5人（2.4%）	1人（1.0%）
改善率*	47.4%	58.8%
集団間比較（p値）**		0.0301

＊「症状の変化なし」以上の割合、＊＊ Wilcoxon 順位和検定
（大石智, 編, 医師のための認知症の理解と援助, modern physician. 2016;36（10）:1065-8. より引用）

に比べて、CIBIC-plus（全般的臨床症状評価）において良好な成績が認められました。メマンチンの国内第Ⅲ相試験（IE3501）においても同様の傾向がみられ、プラセボ群においては介護サービスを利用した集団は利用しなかった集団に比べて、CIBIC-plus と SIB（認知機能）において統計的有意差の有無は不明ながらも、良好な傾向が認められています(第一三共株式会社. メマンチン塩酸塩に関する資料, p.252-85, 2011)。

　つまり日本の実臨床で最も手っ取り早い非薬物療法はデイサービスの利用ということになります。抗認知症薬を使う際は認知症性疾患の鑑別診断や重症度診断が必要ですが、デイサービスを利用する際は必要ありません。抗認知症薬は効き方があまりに微妙なので、本人と介護者に効果は実感できないことが多いですが、デイサービスは患者さんの生活に直接働きかける介入なので、効果は本人と介護者に実感できます。抗認知症薬の効果判定には定期的な心理検査が必要になりますが、デイサービスの効果判定は容易で、本人と介護者に「デイサービスはどうですか。何をやっていますか」と様子を聞くだけで、デイサービスを楽しんでいるかどうかや活気が出てきたかどうかがわかります。抗認知症薬の効果が不十分でスイッチングする場合は、医師が薬剤の調整を一手に引き受ける必要がありますが、デイサービスの相性が悪い場合は施設が複数あるので、別の施設に乗り換えることが可能であり、しかも調整はたいていケアマネージャーがしてくれるため、医師が一手に引き受ける必要はありません。これらの事情により、抗認知症薬を使うよりもデイサービスを勧めるほうが、一般臨床医にとってはるかに実践的な基本的対応ということになります。

2. デイサービスを勧める際の注意事項

　デイサービスの目標は認知症に伴う廃用症候群の改善です。デイサービス利用が介護者の休息につながる場合もありますが、それは目標ではありません。ここをはっきりさせておかないと、「自分が家にいないほうが皆にとっていいのだろう」と患者さんが被害的に受け止めるおそれがあるので、デイサービスの利用目的は認知症症状の治療であることを医師が本人と介護者に明確に伝える必要があります。本人や介護者がデイサービス利用を嫌がった場合は、治験データなどを用いて症状改善が期待できることを伝えて説得します。それでも嫌がった場合はひとまず引き下がり、生きがいづくり活動、老人クラブ、敬老会、趣味の講座、娯楽の場（囲碁・将棋、麻雀、書道教室、コーラス、カラオケ喫茶）、運動、体操、グランドゴルフ、温水プール、ふれあいサロン、いきいきサロン、茶話会、生涯学習、教養講座、シ

ルバー人材センターなどの社会的活動を促します。それも乗らなければ再度デイサービス利用を勧めたり、散歩などの運動を勧めたりします。

廃用症候群改善のための対人刺激は特異的なものである必要はなく、本人が実行できるものならば何でもよいです。重要なのは、「外出しなさい」「運動しなさい」と漠然と指導するのではなく「週○回デイサービスに通いましょう」「1日○分散歩しましょう」と個別具体的に指導することです。漠然と指導されても本人・介護者ともに何をどうすればよいのかわかりません。本人が嫌がっているのに無理やり計算問題をさせる介護者もいるので、医師が課題を出すのが重要です。課題を達成継続できている場合は、「よく頑張られていますね」と褒めます。外出・運動の機会が少なすぎると感じたら、「よく頑張られているのでもう少しだけ増やしてみましょう」と促します。外出・運動の量のさじ加減は患者さんをよく知る一般臨床医の直感と経験に基づいて決めればよいでしょう。何も臨床試験だけが根拠というわけではありません。

家庭内では本人に失敗体験をさせない

失敗体験を繰り返すと本人の士気が損なわれます。家庭内では本人にできないことを無理矢理させない対応が必要です。失敗するとわかっている家事を無理にさせる、難しい計算ドリルを延々とさせるなどの対応はよくないので、家族に変えてもらいます。「失敗すればするほど本人の不安が増えます」「無理に計算ドリルをさせても効果はありません」と伝えます。

家庭内ではできるだけ本人に家事をしてもらう

家庭内で何かしらの用事があるだけで廃用症候群の予防になります。頼まれごともなく毎日何もせずじっと家で過ごせば、それだけでBPSDの誘因になりそうです。ゆえに本人にできる範囲で家事をしてもらうことが重要です。料理の段取りができなくなった人でも、だれかの見守りがあれば、包丁で切る、皮をむく、焼く、炒める、揚げる、煮る、茹でる、蒸すなどの個々の動作は問題なくできるかもしれません。その場合は面倒でもできるだけ見守りの下で料理をしてもらったほうがよいです。掃除、洗濯、皿洗い、ゴミ出し、畑仕事、庭の草むしりなども同様です。「全部家の人がしたほうが時間もかからず確実かもしれないですが、本人のためにできるだけ本人に家事をやらせてもらえないでしょうか」と伝えます。**生活そのものが治療**なのです。

POINT

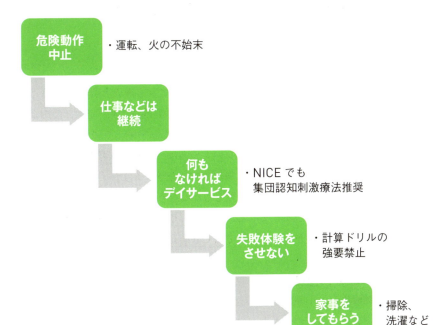

2 病状説明

　本Lesson 5の1「基本的対応」で述べた対応はいずれも本人と介護者の協力が必須です。協力を得るためにはどうしても病状の説明が必要です。では、どのように本人に認知症性疾患の病状説明をすればよいのでしょうか。いろんなやり方があってよいと思いますが、外してはいけない大原則は<u>「告知は技術的に不可能」</u>という点です。認知症性疾患の確定診断は病理診断でなされますが、現行の臨床診断基準は不完全で、しばしば病理診断と一致しないことがわかっています。不完全な基準で告知などできるわけがありません。<u>患者さんや介護者の側からは見えないこの医学的限界を、医師の側が十分に心得ておく必要があります。</u>

軽症例の人にこそ慎重に
　軽症の人は理解能力が十分に残っているから必ず本人に診断名を伝えるべきという考え方は、一見筋が通っていますが間違っています。軽症の人ほど診断が難しいという事実を度外視しているからです。アルツハイマー病の早期診断法を目指した国内最大級の臨床研究であるJ-ADNI (Japanese Alzheimer's Disease Neuroimaging Intiative) において、研究の対象になったのは認知機能正常の人、軽度認知障害の人、軽度アルツハイマー病患者でした。2-3年にわたって専門医による診察、血液検査、画像検査、心理検査などが定期的に行われたのですが、その研究報告書には、「診断基準に照らして不適切な症例もエントリーされている」「baselineの診断の誤りもみられる」「最近初診したケースなどは認知機能の実態が十分には把握されていないことがある。数か月はみないとわからないのが実情かとも思われる」「介護者（患者）の虚偽申告もある。PETなどをとりたいという理由でそのような事態に至った例がある」「時系列でデータを並べてみると矛盾が露呈するような例もある」などと専門医の誤診を示唆する文言が並べられています (*J-ADNI*コアスタディ：画像・バイオマーカーの解析・活用と臨床研究体制の確立：平成24年度総括・分担研究報告書：厚生労働科学研究費補助金・認知症対策総合研究事業)。
　しかし、これは臨床診断基準が不完全であることを前提とすれば致し方のないこ

とです。症状がある程度重症になればだれの目にも診断は明らかになりますが、軽症のうちは症状があいまいなので、だれにとっても診断は難しいのです。J-ADNIは保険診療では認められていない PET などの画像検査を使った研究です。それでも誤診が避けられなかったということは、一般臨床医が保険診療の範囲内の検査をして診断を間違えても無理はないということになります。ただ、患者さんや介護者はこういう事情を想定していないので、医師が口にした診断名はたちまち独り歩きします。不完全な診断基準に基づくあやふやな診断名であったとしても、です。ゆえに<u>軽症の人にこそ診断名を伝えるのに慎重にならざるを得ません</u>。軽症であればあるほど誤診の可能性を念頭に置かなければならないのです。

軽度認知障害の人の場合

　軽度認知障害の人の場合は、必ずしも進行しないということを本人にはっきりと伝えます。認知症と軽度認知障害の決定的な違いは、前者はほぼ必ず進行し回復可能性が少ないのに対し、後者は必ずしも進行せず回復可能性も十分にあるという点です。Lesson 1「認知症診断の原理原則」でも述べましたが、軽度認知障害から認知症に進展する確率は1年あたり 5-10％ (Acta Psychiatr Scand. 2009;119(4):252-65)、数年以内に正常範囲に復帰する可能性は概ね 20％です (Clin Geriatr Med. 2013;29(4):753-72)。過度に悲観的に説明する必要はありません。本 Lesson 5 の 3「予防」で述べるような、認知症の予防の科学的根拠を伝えておくと、本人は安心するかもしれません。よくある誤解は、脳血流シンチグラフィで認知症性疾患の血流低下パターンがみられれば将来必ずその疾患になる、というものです。幸いなことにそのような科学的根拠はありません。J-COSMIC 研究では、健忘型軽度認知障害の人のうち 18.7％の割合でレビー小体型認知症の血流低下パターンがみられましたが、実際にレビー小体型認知症を発症した人は1人もいませんでした (Ann Nucl Med. 2013; 27(10):898-906)。<u>軽度認知障害は正常と認知症の中間状態ではありますが、必ずしも認知症の前段階ではありません</u>。ですから「あなたは軽度認知障害です」と伝える必要すらない場合もあります。「今のところ認知症ではなさそうです」と説明してもそれは医学的には嘘ではないので、不安の強い人の場合はそうした説明も可能でしょう。

認知症と臨床的に診断したとき

1. 診断名を伝えるメリットとデメリット

　認知症と臨床的に診断した場合は、「認知症ではないので大丈夫です」と本人に

説明するのはさすがに不適切です。説明の仕方にはさまざまな工夫があってよいですが、虚偽の事実を伝えるのはよくありません。とはいえ、認知症という診断名まで伝えるべきかどうかは一律には決められません。本人に診断名を伝える際のメリット、デメリットは表2のとおりです。**臨床診断基準に忠実に診断したとしても、誤診の確率はゼロにできない、**というのがポイントです。そのうえであえて本人に診断名まで告げてメリットを取りに行くか、誤診だった場合のデメリットを避けるために告げないでおくかは、事例ごとに決めるしかないのが実情でしょう。

たとえばインスリン依存型糖尿病患者で、最近インスリン自己注射が不確実になり認知症性疾患が強く疑われている事例の場合、薬の管理ができなくなると予後が著しく悪化する懸念があるので、積極的に認知症と診断し、本人と周囲に診断名を伝え、服薬管理のメリットを取りにいくべきと言えるでしょう。インスリン非依存型糖尿病患者であっても、インスリン導入している場合は、自己注射したことを忘れて再度自己注射することによる低血糖や、自己注射し忘れることによる高血糖の懸念があるので、積極的に認知症と診断し、本人と周囲に診断名を伝え、服薬管理のメリットを取りにいくべきと言えるでしょう。重大なメリットが期待できる場合は、診断名を伝えるのをためらう理由はどこにもありません。

表2　本人に診断名を伝える際のメリット、デメリット

	認知症という診断が正診だった場合に期待できるメリット	認知症という診断が誤診だった場合に懸念されるデメリット
介護保険などの制度利用	より早期に適切な支援を受けることができる。	本人にとって不要な支援を押しつけられる。
抗認知症薬	大半の国内試験において抗認知症薬はプラセボへの優越性を示していないので、メリットほとんどなし。	不要な薬を処方され副作用や相互作用の危険に晒される。余計な薬代を払わされる。
運転	法律上運転禁止になるため、安全確保が期待できるので、近隣住民を含む周囲の人にとってはメリットあり。	本当は運転できるのに運転できなくなる。
薬の管理	認知症であることを前提に周囲が薬の管理をすれば、適切に薬を使い続けることができる。	本人にとって不要な支援を押しつけられる。
金銭管理	認知症であることを前提に周囲が金銭管理をすれば、金銭トラブルや悪徳商法被害を防げる。	本人にとって不要な支援を押しつけられる。
火の不始末	認知症であることを前提に周囲が見守りをすれば、火事の確率を減らせる。	本人にとって不要な支援を押しつけられる。

認知機能低下が原因で運転中に交通事故を繰り返している人、金銭管理でトラブルを繰り返している人、火の不始末を繰り返している人の場合も、本人と周囲に診断名を伝えることでさらなる被害を防ぐことができる可能性があるので、大いにメリットが期待できると言えるでしょう。ただし運転、金銭管理、火の不始末はいずれも医学的領域とは言い難いので、純然たる医学の問題である糖尿病のときよりは、やや慎重な姿勢が求められます。さらに、運転にしろ、金銭管理にしろ、火の扱いにしろ、医師が直接見て評価するのではなく、どうしても介護者の目を通した間接評価になりますので、医師が危険性を見積もる精度には限界があります。

　日常生活に特段の危険はないものの、認知機能低下が著しく、引きこもりがちで活気がない場合はどうでしょうか。廃用症候群改善目的で介護保険のデイサービス利用につなげるために、本人に診断名を告げるというメリットはあると思います。ただ、伝え方には工夫が要ります。さまざまな伝え方があってよいと思いますが、たとえば「物忘れのおそれがあります」と状態像だけを告げて、診断名にはあえて触れないという伝え方でもよいと思います。最も誠実かつ間違えようがない伝え方は、「**認知症のおそれがあります**」というものです。曖昧な言い方に逃げている印象があるかもしれませんが、臨床診断基準が不完全であることを踏まえればこれが医学的に最も正確な伝え方です。そのうえで「治療のためにデイサービスに通いましょう」と続け、行動変容を提案します。「アルツハイマー病」「レビー小体型認知症」などと疾患名まで言ってしまうかどうかは事例によります。「認知症とはアルツハイマー病のことですか」などと本人が疑問をぶつけてきたときは説明すべきですし、単にデイサービス利用を提案する目的にとどまるのであれば、「物忘れのおそれがあります」という説明だけでも足りると思います。「すぐ人を認知症扱いして。年のせいだ」と否認してきた場合は「おっしゃるとおりかもしれませんが、多少物忘れの傾向もあるので念のためにデイサービスに通ってみませんか」などとやんわりと返します。糖尿病のインスリン管理のような切迫した状況ではないので、診断名を押し売りする必要はありません。

2. 病状説明の方法

　病状説明をするときは紙に大きく書いて告げるのがよいと思います。聞いたことをすぐ忘れるのが認知症性疾患のよくある特徴だからです。特に長年1人でやってきた簡易血糖測定やインスリン自己注射などの手技を周りの人間が見守る必要が出てきた場合、見守りの必要性を本人が納得し、それを記憶してもらうためには書面で説明するのが有用です。「○○さま　認知症のおそれがあるのでインスリン注射

をご家族が見守る必要があります。○年○月○日　医師　○○○○」などと短くわかりやすく書きます。

3. 抗認知症薬の処方時

　大半の国内試験において抗認知症薬はプラセボへの優越性を示していません。ゆえに抗認知症薬のために診断名を告げるメリットはほとんどないのですが、抗認知症薬を使うのにアルツハイマー病という診断名を本人に告げない訳にもいきませんから、メリットがほとんどないのを承知で告げざるを得ません。だからこそ**抗認知症薬は使わないのが基本**なのですが、本人または家族が熱心に使用希望した場合などのさまざまな事情で使わざるを得ないときは、なるべく本人の心情に配慮しながら診断名を伝えます。「アルツハイマー病にかかっているおそれがあるのですが、進みにくくなる薬があります。副作用が出ることもあるのですが、試してみますか」などと提案します。家族だけが薬を希望し本人が薬に反対するケース、たとえば「私は自分をアルツハイマー病だと思っていない。年のせいだ」と否認をしてきた場合は、「おっしゃるとおりです。ある意味年のせいのようなものです。無理に薬を試す必要はありません」と引いて抗認知症薬の処方はあきらめます。実際、アルツハイマー病の神経病理の世界では、正常老化と病的変化は連続しているとみなされているので、こうした相手の主張も医学的に間違いとは必ずしも言えないのです。自分を病気だと思っていない人に服薬を強要するのは、その人に自分は病気ですと無理矢理自白させるのと同じです。そこまでして抗認知症薬を飲ませるべき薬効が臨床試験で示されていると言えるでしょうか。

4. 予後について

　診断名を告げるとき、予後については過度に悲観的に伝えないように気をつけます。たとえば前頭側頭葉変性症の場合、進行速度には個人差が大きいことがわかっています。早く進むこともあればゆっくりと進むこともある、と希望を伝えることは重要です。血管性認知症の場合は、脳血管障害が再発しなければ理論的には進行しません。この希望を伝えたうえで、高血圧などの基礎疾患の管理が重要であると促すのが重要です。アルツハイマー病やレビー小体型認知症の場合であっても、平均的な予後（7-10年でお亡くなりになる）を伝えるのも大切ですが、個人差があることを伝えるのも大切です。早期診断、早期絶望にならないよう気をつけなくてはなりません。

POINT

メリットあれば診断名まで告げる

・糖尿病などの服薬管理が不確実な場合
・交通事故や火事の危険が切迫している場合

メリットなければ告げない

・そもそも告知は技術的に不可能
・「年のせい」という否認も、ある意味誤りではない

3 予防

　認知症の人の家族、特に子は自分も認知症になるのではと心配していることが多いです。これまでの疫学研究により、認知症発症の危険因子が複数あることがわかっています。加齢（年齢が高くなるほど発症しやすい）、遺伝負因（アポリポタンパクEの対立遺伝子ε4がアルツハイマー病を発症させやすくする）、教育年数（長いほど発症しにくい）などがよく知られていますが、いずれも不可抗力の因子です。知ったところでどうしようもありません。認知症が気になる人にとって有用な情報は、実践可能な予防因子でしょう。これを一般臨床医の努力次第で何とかなる順番に分類すると、①医薬品、②生活習慣病、③生活習慣となります。

医薬品
1. ベンゾジアゼピン受容体作動薬
　ベンゾジアゼピン受容体作動薬は認知機能を低下させます。中止すれば回復すると一般的に考えられていますが、疫学研究はベンゾジアゼピン受容体作動薬が認知症発症確率を増やす可能性を示唆しています。ベンゾジアゼピン受容体作動薬の処方歴と認知症発症確率を調べた疫学研究に関するメタ解析では、ベンゾジアゼピン受容体作動薬の使用によって、認知症発症確率が1.49倍（95％信頼区間1.30-1.72）になると報告されています（*PLoS One. 2015 ;10(5):e0127836*）。疫学研究なので因果関係の有無は不明ですが、ベンゾジアゼピン受容体作動薬を飲む前に知っておきたい情報と言えるでしょう。65歳以上の人の場合は転倒、骨折、せん妄、認知機能低下の危険があるので、ベンゾジアゼピン受容体作動薬を使用しないよう米国老年医学会は推奨しています。

2. 抗コリン薬
　抗コリン薬は認知機能を低下させます。中止すれば回復すると従来は考えられていましたが、近年の報告では長期使用が認知症発症確率を増やす可能性が示唆されています。認知症のない65歳以上の住民3434人を対象にした前向きコホート研究では、抗コリン薬は用量依存的に認知症発症確率を増加させ、高用量使用した群は

一切使用しなかった群に比べて、認知症発症確率が1.54倍に上昇しました(*JAMA Intern Med. 2015;175(3):401-7*)。ここでいう高用量群の定義は、10年間のうち常用量換算で3年分以上の抗コリン薬を使用した群です。たとえばソリフェナシン（5mg）1錠/日を3年以上使用した場合、パロキセチン（10mg）2錠/日を1年半以上使用した場合などが該当します。代表的な抗コリン薬を表3に挙げます。

US-ADNIなどのデータを基に抗コリン薬と脳体積の関係を調べた研究では、抗コリン薬を処方されていた群は処方されていなかった群に比べると大脳皮質の体積が減少し、側頭葉の皮質が薄くなり、側脳室と側脳室下角の拡大がみられ、なおかつ認知機能検査の成績が悪い傾向がみられました(*JAMA Neurol. 2016;73(6):721-32*)。平均年齢52.3歳の被験者723人を平均20.1年間フォローした別の研究においても、抗コリン薬を使用した群は使用しなかった群に比べてアルツハイマー病を発症する確率が1.63倍に上昇し、頭部画像検査において大脳皮質の萎縮速度が速い傾向がみられました(*Alzheimers Dement(N Y). 2017;3(3):471-9*)。これらは疫学研究なので因果関係の有無は不明ですが、抗コリン薬は用量依存的に認知症発症確率を増やし、大脳皮質を萎縮させると報告されている事実は、抗コリン薬を飲む前に知っておきたい情報と言えるでしょう。

上記事情により、認知症予防の観点からは、ベンゾジアゼピン受容体作動薬と抗コリン薬を、よほど重大な理由がない限り長期継続投与すべきでないと言えます。

表3 代表的な抗コリン薬

抗ヒスタミン薬	クロルフェニラミン クレマスチン シプロヘプタジン クロルフェニラミン ジフェンヒドラミン ヒドロキシジン
消化管鎮痙薬	ピペリドレート スコポラミン
抗めまい薬、抗アレルギー薬、制吐薬	シクリジン ジメンヒドリナート プロクロルペラジン プロメタジン
抗うつ薬	アミトリプチリン アモキサピン クロミプラミン イミプラミン ノルトリプチリン パロキセチン トリミプラミン
抗コリン作用をもつ過活動膀胱治療薬	フェソテロジン フラボキサート オキシブチニン ソリフェナシン トルテロジン
抗精神病薬	クロルプロマジン クロザピン オランザピン ピモジド チオリダジン
抗パーキンソン薬	ビペリデン トリヘキシフェニジル

生活習慣病

　糖尿病、高血圧などの生活習慣病は認知症性疾患の危険因子です。

1. 糖尿病

　多くの観察研究で、糖尿病は認知症発症確率を上昇させると報告されています。台湾の医療保険データベースを基にした研究によると、新規に糖尿病と診断された7万1433人と、年齢、性別、高血圧・高脂血症・脳卒中の既往歴をマッチさせた7万1311人の非糖尿病群を比較したところ、糖尿病群は非糖尿病群に対して最長11年間のフォロー中にアルツハイマー病を発症する確率が1.76倍になると報告されました(*PLoS One. 2014;9(1):e87095*)。日本の60歳以上の認知症のない住民1017人を15年間フォローした観察研究においても、糖尿病があるとアルツハイマー病を発症する確率が2.05倍になると報告されました(*Neurology. 2011;77(12):1126-34*)。糖尿病と認知症発症の関係を調べた観察研究に関するメタ解析によると、糖尿病があるとアルツハイマー病を発症する確率が1.46倍、血管性認知症を発症する確率が2.48倍になると報告されました(*Intern Med J. 2012;42(5):484-91*)。

2. 高血圧

　多くの観察研究で、中年期の高血圧は認知症発症の危険因子であると報告されています。25-84歳の認知機能正常の1805人を12年間フォローした研究によると、高血圧と認知機能低下に相関がみられ、特に中年期でその相関が強くみられました(*Hypertension. 2014;63(2):245-51*)。認知症予防の観点からは、中年期に高血圧をきちんと治療することは重要と言えそうです。一方、降圧療法の認知症予防効果を検証したプラセボ対照無作為化二重盲検試験に関する系統的レビューによると、平均年齢75.4歳の高血圧患者1万5936人を対象にした臨床試験においては、降圧療法群とプラセボ群との間で認知症発症確率に有意差がなかったと報告されています(*Cochrane Database Syst Rev. 2009;(4):CD004034*)。高齢になってからの降圧療法は、認知症予防には必ずしもつながらないようです。日本老年医学会の「高齢者高血圧診療ガイドライン2017」では、75歳以上では150／90mmHgを当初の降圧目標とし、忍容性があれば140／90mmHg未満を降圧目標にするよう推奨しています(*https://www.jpn-geriat-soc.or.jp/tool/pdf/guideline2017_01.pdf*)。

　上記事情により、認知症予防の観点からは中年期からの高血圧、糖尿病の管理が推奨されます。一般臨床医の果たす役割は大きいと言えるでしょう。

生活習慣

英国の認知症等予防ガイドラインでは①禁煙、②運動、③節酒、④食生活改善が予防策として推奨されています。

1. 禁煙

喫煙と認知症発症の関係を調べた研究に関するメタ解析によると、喫煙する人は喫煙したことがない人と比べて認知症になる確率が1.30倍になると報告されました。また、用量依存的に認知症発症確率は増加し、1日あたりの喫煙本数が20本増えるごとに認知症発症確率は34％上昇しました。さらに、禁煙によって認知症発症確率が軽減することも示されました(PLoS One. 2015; 10(3): e0118333)。認知症予防の観点からは、禁煙を勧めるべきと言えます。

2. 運動

運動は何らかの機序によって認知症発症を防止すると考えられています。動物実験から得られた科学的根拠に過ぎませんが、ラットを30秒歩行させると海馬の局所脳血流が増加し、3分歩行させると海馬の細胞外空間へのアセチルコリン放出が増加すると報告されています(Auton Neurosci. 2003;103(1-2):83-92)。運動と認知症発症の関係を調べた前向き疫学研究に関するメタ解析によると、運動量の最も低い群に比べると最も高い群の認知症発症の相対危険度は0.72で、運動が認知症発症確率を減らすと示唆されました(Psychol Med. 2009;39(1):3-11)。ただ、座りがちの生活を送っている認知機能正常の70-89歳の住民1635人を、無作為に2年間の運動プログラムまたは健康教育プログラムに割りつけた無作為化比較試験では、両プログラムとも認知機能維持に成功し認知症または軽度認知障害の発症率に群間差はありませんでした(JAMA. 2015;314(8):781-90)。予防効果が確実に期待できる特異的運動法は未開発というのが現状なのですが、認知症予防の観点からは、日中無為に自宅で過ごす時間が長い人に対しては、運動を勧めるべきなのかもしれません。

3. 節酒

アルコールと認知症発症の関係を調べた前向き観察研究に関する系統的レビューによると、飲酒しない群に比べると少量飲酒群の認知症発症の相対危険度は0.72でした(Am J Geriatr Psychiatry. 2009;17(7):542-55)。少量飲酒で認知症を予防できるかどうかはわかりませんが、少量飲酒であれば認知症発症の危険因子にならないということは言えそうです。ただし、アルコール摂取量と脳萎縮と認知機能の相関を調査した研究によると、アルコール少量使用（週にアルコール56g未満）における脳保護作用は観測されていませんので、認知症予防目的での少量飲酒を勧める根拠はあ

りません(BMJ 2017;357;j2353)。大量飲酒は認知症発症確率が増すと考えられていますので、認知症予防の観点からは、大量飲酒者に節酒を勧めるべきと言えます。

4. 食生活改善

　欧米では、果物、野菜、全粒穀物、豆類、ナッツ、オリーブオイルをふんだんに使った地中海料理に認知症予防効果があると観察研究で報告されています。魚介類のマリネ、ミネストローネ、ラタトゥーユ、豆スープ、そら豆の煮込みなどが具体的な内容です。ただし、いずれも日本では必ずしも馴染みのある料理ではなく、年数回ならばともかく毎日食べるとなるとあまり現実的な予防法とは言えないでしょう。そこで日本人を対象にした観察研究をみてみますと、福岡県糟屋郡久山町の60-79歳の認知症のない住民1006人をおよそ15年間フォローした研究では、大豆、大豆製品、緑黄色野菜、淡色野菜、海藻類、牛乳、乳製品を多く摂り、米を少なく摂る食生活が、認知症発症確率を0.66倍に下げると報告されています(Am J Clin Nutr. 2013;97(5):1076-82)。同じく福岡県糟屋郡久山町の60歳以上の認知症のない住民1081人を17年以上フォローした研究では、牛乳や乳製品をより多く摂る食生活を送っている人は、アルツハイマー病になりにくい傾向がみられると報告されています(J Am Geriatr Soc. 2014;62(7):1224-30)。60-81歳の日本人570人を対象にした調査によると、食品摂取が多様であればあるほど、認知機能が低下しにくい傾向がみられました(Geriatr Gerontol Int. 2017;17(6):937-44)。主食（米飯）に偏らないバランスの良い食生活、特に牛乳やチーズやヨーグルトを含む食生活によって、認知症発症予防を期待できる可能性があると言えます。

無効とわかっている予防法

1. ビタミンEをはじめとする抗酸化物質補充療法

　ビタミンEをはじめとする抗酸化物質補充療法に認知症予防効果はないことが過去の臨床研究で明らかになっています。平均年齢75歳の2166人の被験者を対象に、ビタミンC、ビタミンE、ベータカロチンなどの抗酸化物質または亜鉛と銅またはそれら両方を錠剤として約7年間投与したプラセボ対照無作為化比較試験では、認知機能改善効果はいずれもプラセボと変わりありませんでした(Neurology. 2004; 63(9):1705-7)。

　健忘型軽度認知障害の人769人を対象にビタミンEまたはドネペジルを3年間投与してアルツハイマー病の発症予防効果を検証したプラセボ対照無作為化二重盲検並行群間比較試験では、アルツハイマー病発症率はビタミンE群、ドネペジル

群ともにプラセボ群と変わりありませんでした(*N Engl J Med. 2005;352(23):2379-88*)。

　65歳以上の女性3万9876人を対象に、ビタミンEを投与して認知機能改善効果を検証したプラセボ対照無作為化二重盲検並行群間比較試験では、認知機能改善効果はプラセボと変わりありませんでした(*Arch Intern Med. 2006;166(22):2462-8*)。

　65歳以上の心血管疾患または3つ以上の冠動脈疾患危険因子のある女性2824人を対象に、ビタミンCまたはビタミンE、またはベータカロチンを投与したプラセボ対照無作為化試験では、認知機能改善効果はいずれもプラセボと変わりありませんでした(*Circulation. 2009;119(21):2772-80*)。

　認知症のない60歳以上の男性7540人を対象に、ビタミンEまたはセレニウムまたはその両方を投与して認知症予防効果を検証したプラセボ対照無作為化二重盲検並行群間比較試験では、認知症発症率はいずれもプラセボと変わりありませんでした(*JAMA Neurol. 2017;74(5):567-73*)。

　ビタミンB群投与によるホモシステイン降下療法の認知機能改善効果を検証したプラセボ対照試験のメタ解析では、ビタミンB群投与によって確かにホモシステイン濃度は低下したものの認知機能改善効果は実薬群とプラセボ群で差はなかったと報告されています(*Am J Clin Nutr. 2014;106(2):657-66*)。

　65歳以上の男性医師5947人を対象に、マルチビタミンの認知機能改善効果を検証したプラセボ対照無作為化二重盲検並行群間比較試験では、認知機能改善効果はプラセボと変わりありませんでした(*Ann Intern Med. 2013;159(12):806-14*)。

2．エイコサペンタエン酸（EPA）、ドコサヘキサエン酸（DHA）

　エイコサペンタエン酸（EPA）、ドコサヘキサエン酸（DHA）などのオメガ3脂肪酸を含む魚を中年期に多く食べる人は、認知機能が保たれやすいという観察研究(*Neurology. 2004;62(2):275*)や、マグロその他の魚を多く食べる65歳以上の人は、頭部MRIで無症候性脳梗塞を発現しにくいという観察研究(*Neurology. 2008;71(6):439-46*)があります。ただし、サプリメントとしてEPAやDHAなどのオメガ3脂肪酸を摂取した場合の効果は証明されていません。認知機能正常の高齢者を対象に、オメガ3脂肪酸補充療法による認知機能低下予防効果を検証した無作為化試験に関するメタ解析では、認知機能低下予防効果はなかったと報告されています(*Cochrane Database Syst Rev. 2012;(6):CD005379*)。

3．イチョウの葉エキス

　75歳以上の認知機能正常の人2587人および軽度認知障害の人482人を対象に、イチョウの葉エキスを投与して認知症発症予防効果を検証したプラセボ対照無作

化二重盲検並行群間比較試験では、予防効果はなく、認知機能改善効果もなかったと報告されています(JAMA. 2008;300(19):2253-62)(JAMA. 2009;302(24):2663-70)。70歳以上の記憶力低下をかかりつけ医に訴える人2854人を対象に、イチョウの葉エキスを投与してアルツハイマー病発症予防効果を検証したプラセボ対照無作為化二重盲検並行群間比較試験では、予防効果はなかったと報告されています(Lancet Neurol. 2012;11(10):851-9)。

以上のように、多くの臨床試験においてサプリメントによる認知機能改善効果または認知症予防効果はないという科学的根拠があります。サプリメントといえども有害事象は起こり得るので、認知症予防を期待してサプリメントを飲んでいる人には、この科学的根拠を伝えたうえで飲むのをやめてもらったほうが安全です。

4. コリンエステラーゼ阻害薬

軽度認知障害の人を対象に、コリンエステラーゼ阻害薬の有効性と安全性を検証したプラセボ対照無作為化二重盲検試験に関するメタ解析では、軽度認知障害の人にコリンエステラーゼ阻害薬を投与しても、認知機能改善効果や認知症発症予防効果はほとんどなく、むしろ消化器系副作用が有意に増加すると報告されています(Cochrane Database Syst Rev. 2012;(9):CD009132)。

POINT

減薬	・ベンゾジアゼピン受容体作動薬と抗コリン薬は切る
診療	・糖尿病、高血圧は中年期から管理
指導	・禁煙、運動、節酒、食生活改善
推奨	・サプリメントはやめてもらう

4 MMSEとHDSRの進め方、考え方

　認知症が疑われる患者さんの評価の第1段階は病歴聴取です。特に患者さんをよく知る家族からの情報は貴重です。認知機能障害が徐々に進行しているのか階段的に進行しているのか、認知機能障害があるとしてそれは日常生活に大きな支障をきたしているのか単に記憶力低下が目立っているに過ぎないのかなどを判断します。第2段階は神経学的所見を含めた身体診察です。特に歩行障害や錐体外路症状の有無を確認します。

　そして第3段階としてあるのが心理検査です。心理検査を実施することで、その人の現時点での記憶力が年齢相応なのか病的に低下しているのか、ある程度見当をつけることができます。ただし多くの心理検査はその人にとって馴染みのない環境で行われるので、精神的な緊張や不安のせいで点数が低く出てしまう可能性があります。心理検査結果をみるときは、その人は最低限その点数を取るだけの能力はあると解釈すれば、誤診の確率を減らすことができます。

　認知症のスクリーニングに最もよく用いられる心理検査はMMSEとHDSRです。ここではMMSEとHDSRについてくわしく述べます。

MMSE（Mini-Mental State Examination）

　MMSEは入院患者用の認知機能評価法として、質問法によってベッドサイドで簡便に施行できることを目標に、Folsteinらによって開発されました。現在、国際的に最も広く用いられる質問式の簡易認知機能検査法です。

　得点が低いほど、認知症またはせん妄を有する可能性が高くなります。カットオフ値を23/24とするのが一般的です。HDSRに比べると再生に関する配点が低いため（MMSE 3点に対しHDSR 6点）、再生の障害が目立つアルツハイマー病の場合は、HDSRよりも得点が高くなる傾向があります。MMSEは年齢および教育年数による影響が知られています。

1. 実施方法（表4）

　実施する順番は特に決まっていませんが③記銘、④注意、⑤再生は必ずこの順番

表4　MMSE（Mini-Mental State Examination）

質問項目	採点法
①時間の見当識 今年は何年ですか。 今日は何月ですか。 今日は何日ですか。 今日は何曜日ですか。 今の季節は何ですか。	計5点。 正解1つごとに1点。
②場所の見当識 ここは何県ですか。 ここは何市ですか。 ここは何という病院ですか。 ここは何階ですか。 ここは何地方ですか。	計5点。 正解1つごとに1点。
③記銘 「さくら」「ねこ」「でんしゃ」などの相互に無関係な3つの語を1秒に1個ずつ検査者が言う。3つ言った後で何であったかを被験者に尋ねる。後でもう一度尋ねるので覚えておくよう指示する。	計3点。 正解1つごとに1点。 1つでも誤答や思い出せない単語があれば、最高6回まで同じことを繰り返す。それでも覚えられない単語については「再生」の質問は行わない。得点とするのは最初の1回で正解した単語のみ。3つの語は相互に無関係であれば何でもよい。
④注意 100から7を順番に引いていってください。	計5点。 正解1つごとに1点。5回する。間違った後も継続。途中の式は与えない。「93から7を引いてください」とは指示しない。ヒントは与えない。「93から何を引くんでしたっけ？」「何から7を引くんでしたっけ？」などの質問には答えない。
⑤再生 さきほど覚えてもらった3つの言葉を今言ってください。	計3点。 正解1つごとに1点。ヒントは与えない。
⑥呼称 （時計を見せながら）これは何ですか。 （鉛筆を見せながら）これは何ですか。	計2点。 正解1つごとに1点。
⑦復唱 今から私が読む文を真似して言ってください。「みんなで力を合わせて綱を引きます」	計1点。 正答すれば1点。1回のみで評価する。
⑧3段階命令 右手でこの紙を受け取って、半分に折って、机の上に置いてください。	計3点。 3段階の動作命令を一度に与える。1段階ごとに与えてはいけない。各段階ごとに1点。
⑨読文 次の文を読んで、そのとおりにしてください。「目を閉じてください」	計1点。 最初に声に出して読んでもらい、字が見えているか確認する。目を閉じれば1点。
⑩作文 何か文を1つ書いてください。	計1点。 文になっていれば1点。氏名のみ、住所のみなど文になっていない場合は0点。漢字やかなの間違いや文法的間違いがあっても正解とする。
⑪構成 二重五角形を模写してもらう。	計1点。 複写された二重五角形に角が10個あり、1つの角が重なっていて、重なっている部分が四角形になっていれば1点。振戦による線のふるえは問わない。

に実施しなければなりません。④注意は「干渉課題」です。③記銘で覚えた3単語を⑤再生で正しく再生できるかを問う間に④注意を挿入することによって、被験者の意識をいったん別の課題に向けさせた後に3単語を正しく思い出せるかどうかを判定するという仕組みになっています。この順番を自己流にアレンジすると、⑤再生の難易度が検査ごとに異なるというおかしなことになってしまい、検査結果を信用できなくなります。

　初診の人に最初にいきなり日付を聞くと警戒されるので、たとえば鉛筆を見せて「これは見えますか」と聞いて、見えると言われたら「ではこれは何ですか」と質問し直すなど、あたかも視力検査のように MMSE を始めるという手があります。⑥から⑪までは視力検査や聴力検査のように質問することは可能ですし、軽度アルツハイマー病患者の場合は、これらの課題で失点することは少ないので被験者の自尊心を傷つけることなく MMSE を導入できます。次に難しいのは②場所の見当識で、最も難しいのは①時間の見当識と⑤再生です。被験者が緊張している場合、これらは最後に回すという方法もあります。ただし③記銘、④注意、⑤再生は必ずこの順番に実施してください。

①時間の見当識の「今年は何年ですか」という問いは、西暦でも元号でもどちらでもよいです。もともと、この検査が開発された欧米では西暦しかありませんので、たとえば「2018年」と答えれば「西暦2018年」と答えずとも正答とするのが妥当でしょう。元号を答えた場合の扱いをどうするかは統一した見解はなく、「30年」と答えれば「平成30年」と答えずとも正答とする考え方もあれば「平成」まで言わないと正答扱いしない考え方もあります。大事なのは<u>施設ごとに採点基準を統一すること</u>です。なお HDSR では自分の年齢を答える際に誤差が2年までは正答扱いされますが、MMSE にはそのような規定はないので1年でも違えばそれは不正解扱いになります。「季節はいつですか」という問いも、季節の変わり目には採点基準が難しい質問になります。3月下旬を「冬」と答えた場合、沖縄県なら不正解とすべきでしょうが北海道なら必ずしもそうはならないという地域差の問題もあります。これも施設ごとに採点基準を統一しておくのがよいでしょう。「疑わしきは全部正答」というふうに決めておけばクリアになると思います。

②場所の見当識の「ここは何県ですか」「ここは何市ですか」「ここは何地方ですか」という質問は、実施施設の住所地ごとに言い換えざるを得ない質問です。北海道、東京都、京都府、大阪府では「ここは何県ですか」という質問は成り立たないの

で、たとえば「ここは何という都道府県ですか」などに言い換えざるを得ないですし、「ここは何市ですか」という質問は区町村では成立しませんので、然るべく言い換えざるを得ません。「ここは何地方ですか」という質問は、東北、関東、中部、近畿、中国、四国、九州が一般的には正答となりますが、北海道の場合は「ここは何県ですか」という質問と重なるので、道北、道東、道央、道南などの地方名を問う内容に言い換えざるを得ないでしょう。北陸、甲信、甲信越、東海、関西、山陰、山陽、瀬戸内、琉球といったより細かな区域名や旧国名も実施施設の住所地によっては正答としてよいと思われるので、「疑わしきは全部正答」というふうに決めておけばクリアになると思います。「ここは何という病院ですか」という設問は、MMSEが入院患者用の認知機能評価法として開発されたので、このような文言になっています。病院以外でMMSEを実施する場合は、「ここは何という建物ですか」などと言い換えざるを得ないと思います。なお、初診のときは本人が病院名を聞かずに来院している可能性があるので、診察開始直後の自己紹介の際に、「初めまして、○○病院の医師の○○と申します」と自分の名前と病院名を相手に告げるように気をつけます。それでもMMSE実施時に病院名を答えられなかった場合は、場所の見当識障害ありと判定し誤答と扱って差し支えありません。「ここは何階ですか」という質問は複雑な構造の建物だと答えるのに困難な場合があるので、「△があったところが○階なのですがここは何階ですか」などと言い換えても差し支えないと思います。

③ 記銘は聞いた単語をそのまま繰り返す課題ですが、「さくら」「ねこ」「でんしゃ」でもよいですし、「はた」「ボール」「木」でもよいです。要は互いに関係のない簡単な単語ならば何でもよいです。HDSRでは3単語は固定されていて言い換え不可なのですが、MMSEでは特段の縛りはありません。

④ 注意は干渉課題ですが、作業記憶を測定するという目的もあります。すなわち引き算して得られた答えを記憶に保持しながら引き算を続けるという2つの作業を同時にする能力を測定している側面もあります。ゆえに「100から順番に7を引いていってください。100引く7はいくつですか」と質問するのはよいのですが、「そうですね、では93から7を引いたらいくつになりますか」と質問してしまうと台無しになります。後者の質問の仕方では2つの作業を同時にする能力を測定できません。MMSEでは、「そうですね、ではそこからもう1回引いてください」と質問します。被験者が、「93から何を引くんでしたっけ？」「何から7を引くんでしたっけ？」などと助け船を求めてきても応じてはいけません。HDSRとは

ここが少し違うのでご注意ください。もう1つHDSRと違うところは、計算を途中で間違えても引き算は5回することです。HDSRでは最初の100引く7を誤答するとそこで打ち切りですが、MMSEでは打ち切らず5回続けます。そして途中で正答した場合はそこを得点として加点します。たとえば100引く7を993と誤答した場合、次に986と答えればそれは正しく7を引けているのでその部分は正答とします。93、90、83、80、73と回答した場合は、90と80は間違っていますがそれ以外は合っているので3点になります。

⑤再生ではヒントを与えません。HDSRでは被験者が答えられなかった場合はヒントを出すことになっていますが、MMSEでは救済策はありません。

⑥呼称は時計と鉛筆の名前を問うことになっています。

⑦復唱はどんな文章でもよいです。原文は"No ifs ands or buts"です。直訳すると「言い訳無用」や「つべこべ言うな」ですが、日本人被験者にそんなことを言うとそれだけで相手の機嫌を損ねそうです。原文どおりでなくてもよいと思います。よくある例文は「みんなで力を合わせて綱を引きます」です。

⑧3段階命令は「右手でこの紙を受け取って、半分に折って、机の上に置いてください」と一息に読むのがポイントです。3段階の命令を一度で聞いて覚えていられるのかを測定しています。「右手でこの紙を受け取って」で切って相手に受け取らせ、「半分に折って」で切って相手に折らせ、「机の上に置いてください」で相手に置かせるのでは台無しになってしまいますので注意してください。

⑨読文は「目を閉じてください」という意味の文をできるだけ大きな字で被験者に示します。「めをとじる」という文でもよいです。

⑩作文は意味のある文になっていれば正答です。「今日病院が来ました」といった文法の間違いや、「雷車に乗りました」といった漢字・かなの間違いがあっても正答です。ただし氏名のみ、住所のみなど文になっていない場合は誤答です。

⑪構成は視空間認知を測定する検査です。二重五角形を模写する際に正しい形を模写できているかどうかをみます。大きさは問いません。

2. Ala score

アルツハイマー病初期は記憶障害が目立つのに対して、レビー小体型認知症初期は記憶障害が必ずしも目立たず、注意と視空間認知の障害が目立つのが特徴です。これらの特性を利用して、MMSEの点数でアルツハイマー病とレビー小体型認知症を鑑別しようとした試みがあります。病理学的に確定診断されたアルツハイマー病患者27人とレビー小体型認知症患者17人の生前のMMSE結果を精査した研究

がそれです(*Int J Geriatr Psychiatry. 2002 ;17(6):503-9*)。研究者らによると、以下の合成点数が低ければ低いほどレビー小体型認知症の可能性が高く、5点未満をレビー小体型認知症とした場合に、感度0.82, 特異度0.81でレビー小体型認知症とアルツハイマー病を鑑別できたとされています。

$$\text{Ala score} = 注意 − 5/3 × 想起 + 5 × 構成$$

3. 言語に関わる問題の評価

なお、⑥〜⑩はいずれも言語に関わる問題で、アルツハイマー病初期の患者さんはこれらの課題は難なくクリアする人が多いです。一方、MMSE全体の点数はカットオフ値（23/24）を上回っているのに⑥〜⑩の失点が目立つ場合は、言葉の意味記憶の障害、すなわち血管性認知症や前頭側頭葉変性症などのアルツハイマー病以外の認知症性疾患を念頭に置いたほうがよいかもしれません。

4. 年齢と教育年数の影響

先にも述べましたが、MMSE点数は年齢と教育年数に影響されることが報告されています（**表5**）（*JAMA. 1993;269(18):2386-91*）。

表5 年齢と教育年数によるMMSE得点の中位数

年齢	教育年数			
	0-4	5-8	9-12	12以上
18-24	23	28	29	30
25-29	25	27	29	30
30-34	26	26	29	30
35-39	23	27	29	30
40-44	23	27	29	30
45-49	23	27	29	30
50-54	22	27	29	30
55-59	22	27	29	29
60-64	22	27	28	29
65-69	22	27	28	29
70-74	21	26	28	29
75-79	21	26	27	28
80-84	19	25	26	28
85以上	20	24	26	28

(Crum RM,et al. Population-based norms for the Mini-Mental State Examination by age and educational level. JAMA. 1993 May 12;269 (18) :2386-91)

MMSEは教育年数が長ければ長いほど点数が高くなりがちです。すなわち教育年数が短い人は擬陽性になりやすく、教育年数が長い人は擬陰性になりやすいです。
　たとえば、さまざまな事情で義務教育も満足に受けられなかった80歳以上の人のMMSEが20点でカットオフ値（23/24）を下回っていたとしても、年齢不相応の認知機能低下とは必ずしも言えない一方、大学を出ている人がMMSE 26点であればカットオフ値（23/24）を上回っていても年齢不相応の認知機能低下を疑う必要が出てくるということです。したがってMMSEの点数を厳密に解釈するためには、被験者の学歴も聴取する必要があります。

長谷川式簡易知能評価スケール改訂版（HDSR）

　一般の65歳以上の人から認知症の人をスクリーニングすることを目的に日本で作成されました。記憶を中心とした大まかな認知機能障害の有無をとらえることを狙いとしています。最高得点は30点で、20点以下を認知症、21点以上を非認知症とした場合に最も高い弁別性が得られるとされています。

実施方法（表6）

　MMSEと共通する質問項目が多いですが、実施する順番が明らかに異なるので、HDSRとMMSEの同時実施は不可能です。MMSEと同じく、実施する順番は特に決まっていませんが、④記銘、⑤計算、⑥数字逆唱、⑦再生は必ずこの順番に実施しなければなりません。これは、HDSRでは⑤計算、⑥数字逆唱が「干渉課題」に位置づけられているからです。

①年齢は数え年で答える人がいるので、2年までの誤差を正答としています。数え年の習慣がない欧米では考えられない配慮です。

③場所の見当識は、病院名まで答える必要はなく、自分が今いる場所が本質的に理解できていれば正解です。ここはMMSEと決定的に違います。自発的に答えられなかった場合のヒントの与え方も適宜変更してよいことになっています。

④記銘は、「さくら」「ねこ」「でんしゃ」または「うめ」「いぬ」「じどうしゃ」のいずれかの組合せを必ず使わなければなりません。ここもMMSEと決定的に違うところです。HDSR作成時に、植物、動物、乗り物から連想される言葉の上位2位から選ばれた組合せがこの2つです。決して恣意的に定められた組合せではないので、勝手に変更してはいけません。

⑤計算もMMSEの連続引き算と方法が異なります。最初の答えが不正解だったら打ち切るのが1つ。もう1つは、「100引く7はいくらですか？」という質問に「93」

表6 長谷川式簡易知能評価スケール改訂版（HDSR）

質問項目	採点法
①年齢 お年はおいくつですか。	計1点。2年までの誤差は正解。 正解1つごとに1点。
②時間の見当識 今年は何年ですか。 今日は何月ですか。 今日は何日ですか。 今日は何曜日ですか。	計4点。 正解1つごとに1点。
③場所の見当識 私たちがいまいるところはどこですか。	計2点。 自発的に出れば2点。5秒おいて家ですか？ 病院ですか？ 施設ですか？ のなかから正しい選択をすれば1点。 病院名を答える必要はなく自分が今いる場所が本質的に理解できていれば正解。ヒントは「デイサービスですか？」「公民館ですか？」のように変更して構わない。
④記銘 「さくら」「ねこ」「でんしゃ」または「うめ」「いぬ」「じどうしゃ」という相互に無関係な3つの語を1秒に1個ずつ検査者が言う。3つ言った後で何であったかを被験者に尋ねる。後でもう一度尋ねるので覚えておくよう指示する。	計3点。 正解1つごとに1点。 1つでも誤答や思い出せない単語があれば、最高3回まで同じことを繰り返す。それでも覚えられない単語については「再生」の質問は行わない。得点とするのは最初の1回で正解した単語のみ。3つの語はこの2つの系列のどちらかでなければならない。
⑤計算 100から7を順番に引いていってください。100引く7は？ そこからまた7を引くと？ と質問する。最初の答えが不正解の場合、打ち切る。	計2点。 正解1つごとに1点。2回する。間違ったら打ち切る。「そこからまた7を引くと？」と指示する。「93から7を引いてください」とは指示しない。93という数字を覚えながら引き算をする作業記憶課題。
⑥数字逆唱 私がこれから言う数字を逆番に言ってください。(6-8-2、3-5-2-9を逆に言ってもらう、3桁逆唱に失敗したら、打ち切る)	計2点。 数字はゆっくりと1秒間隔で提示。「1-2を反対から言うと？」と練習問題を入れてもよい。数字を覚えながら逆にして回答する作業記憶課題。
⑦再生 さきほど覚えてもらった3つの言葉を今言ってください。	計6点。 自発的に回答があれば各2点。もし回答がない場合以下のヒントを与え正解であれば1点。ヒントは1つずつ与える。 植物、動物、乗り物
⑧5物品記銘 これから5つの品物を見せます。それを隠しますので何があったか言ってください。 (時計、鍵、鉛筆、歯ブラシ、スプーンなど必ず相互に無関係なもの)	計5点。 正解1つごとに1点。 5物品は何でもよいが、スマートフォン、注射器といった本人になじみのないものは避ける。「これは時計ですね」「これは鍵ですね」と1つずつ名前を言いながら目の前に置く。
⑨流暢性 知っている野菜の名前をできるだけ多く言ってください。	計5点。 途中で詰まり、約10秒待っても出ない場合にはそこで打ち切る。 5個以下＝0点、6個＝1点、7個＝2点、8個＝3点、9個＝4点、10個以上＝5点。

という正答が返ってきた場合、「そこからまた7を引くと？」と質問する点です。MMSEの連続引き算では7という数字を出してはいけないのですが、HDSRでは出すことになっています。ただし「93引く7は？」と質問してはいけません。93という数を覚えていてさらにそこから7を引くという作業記憶の課題でもあるからです。

⑦再生で答えられないときのヒントの出し方は、「植物と動物と乗り物がありましたね」と一度に出すのではなく、「植物がありましたね」と1つだけヒントを与え、それで答えが返ってくるか、「わからない」となった後に、「動物がありましたね」と1つだけヒントを与える形にします。

⑨流暢性は知っている野菜の数を問うという知識を調べる課題ではなく、言葉がどれくらいスラスラ出てくるかを調べる課題です。同じ野菜の名前が出てきても、「それは先ほど言いましたね」と遮るのではなくそのまま続けてもらいます。もっとも、点数を計算するときは同じ野菜を何回言っても1点は1点です。HDSR作成時に認知症高齢者の平均出現個数が約5個、健常高齢者の平均出現個数が約10個だったので、現在のような野菜5個までは得点として数えず、10個以上挙げたときに満点として扱うという採点形式になりました。野菜の名前の個数について地域差・性別差は特段みられなかったということも、検査作成時に確認されています。地方だから有利だ、女性のほうが有利だということはありません。

> **POINT**
>
> **MMSE**
> ・記銘、注意、再生の順番だけは守る
> ・国際的に広く使われている
>
> **HDSR**
> ・記銘、計算、数字逆唱、再生の順番だけは守る
> ・日本人に合わせて作られている

5 向精神薬に関する製薬会社パンフレットの読み方

　医学の扱う領域は広範です。精神科以外の医師にとっては、数あるマイナー科の1つに過ぎない精神科の知識までフォローしていられないというのが正直なところではないでしょうか。向精神薬を販売製造する製薬会社は医師のこの心情に配慮し、精神科の知識をわかりやすく噛み砕いたパンフレットを無料で医師に渡してきます。ただし医師に気づかれないよう巧みに自社製品有利に加工したパンフレットを、です。渡された医師は加工を知ったうえで読み解くか、受け取らずにそのまま返すか、二者択一を迫られます。常に後者の選択できる医師はここで述べる内容を読む必要はありません。

　しかしながら、医師であれば製薬会社主催・共催の勉強会・講演会・研究会にさまざまな事情で出席する機会もあるでしょう。そこに行けばどうしても製薬会社パンフレットが目に入ります。以下に、精神科領域における製薬会社の情報加工の典型的手口を紹介します。

実態と合わない精神薬理用語

1.「非ベンゾジアゼピン系睡眠薬」

　ベンゾジアゼピン系薬剤は、転倒、骨折、交通事故、せん妄、認知機能低下の危険性が高いので、65歳以上の人に使わないよう米国老年医学会は推奨しています。同様の理由で、日本老年医学会も75歳以上の人にベンゾジアゼピン系薬剤を使用する際は、特に慎重になるべきとしています。常用量使用でも依存形成のおそれがあるので、諸外国は**表7**のようにベンゾジアゼピン系薬剤の処方期間を推奨・制限しています。これらの事情により、ベンゾジアゼピン系薬剤は使いにくいのが実態です。

　ところが、不眠を訴える65歳以上の患者さんは多数います。日本睡眠学会の「睡眠薬の適正な使用と休薬のための診療ガイドライン」（http://www.jssr.jp/data/pdf/suimin-yaku-guideline.pdf）」では、薬物療法の前に睡眠衛生指導を実施するよう推奨されていますが、睡眠衛生指導は相手の生活習慣を変えてもらう介入です。不眠症の人は、「横

表7 海外におけるベンゾジアゼピン系薬剤処方期間の推奨・制限

イギリス医薬品・医療製品規制庁（MHRA）	・軽度の不安への処方は短期間でも不可（1988年） ・重度の不安への処方は2-4週間まで可（1988年） ・不眠への処方は重度で機能障害を起こし極度の苦悩を起こすときのみ可（1988年） ・漸減期間も含め処方は4週間まで可（2011年）
フランス国立医薬品・医療製品安全庁（ANSM）	不安への処方は12週間まで可（2012年） 不眠への処方は4週間まで可（2012年）
カナダ保健省	不安への処方は1-2週間まで可（1982年）
デンマーク国家保健委員会	不安への処方は4週間まで可（2007年） 不眠への処方は1-2週間まで可（2007年）

MHRA：Medicines and Healthcare Products Regulatory Agency
ANSM：Agence Nationalede Sécurité du Médicament et des Produits de Santé
（医薬品医療機器総合機構. 調査結果報告書, 2017年2月28日. https://www.pmda.go.jp/files/000217061.pdf より引用改変）

　になっているだけでも体が休まる」「目を閉じていれば自然に眠くなるはず」といった考えで寝床に長くい過ぎることでますます不眠症をこじらせているので、「眠くなってから布団に入る」「できるだけ遅寝早起きする」「30分以上二度寝できないときは寝室から出て眠くなるのを待つ」と指導し、寝床にいる時間を短くして睡眠効率を上げていこうというのが睡眠衛生指導の基本的考え方です。しかし、それは「早く長く深く眠りたい」という本人の希望に真っ向から反する指導になりますので、当然ながら嫌われます。多くの患者さんは自分の生活習慣を変えたいとは考えていません。この困った状況で製薬会社が推してくるのが非ベンゾジアゼピン系睡眠薬です。

　ゾルピデム、ゾピクロン、エスゾピクロンを指す「非ベンゾジアゼピン系睡眠薬」という精神薬理用語は、いかにもベンゾジアゼピン系薬剤とは別物のような印象を与えますが、これら薬剤が結合するのは、ベンゾジアゼピン系薬剤と同じベンゾジアゼピン受容体です。「非ベンゾ」という用語の由来は薬剤構造中にベンゾジアゼピン骨格を含まない点に過ぎません。

　入院患者を対象にした後方視的研究では、ゾルピデムを投与された4962人の転倒率は3.04％に対して、ゾルピデムを投与されなかった1万1358人の転倒率は0.71％に過ぎず、ゾルピデム使用は入院患者転倒の強力な危険因子であると報告されています（J Hosp Med. 2013;8(1):1-6）。急性期老人病棟に入院した65歳以上の患者260人の後方視的調査では、ゾルピデム使用により転倒率は2.59倍に上がったと報告されています（Drugs Aging. 2009;26(10):847-52）。12人の健常高齢者を対象に、それぞれ

別の晩にゾルピデム 5mg またはプラセボを睡眠 10 分前に飲ませ、内服 120 分後に覚醒させ、継ぎ脚歩行試験を実施し、失敗の有無を観察したプラセボ対照無作為化二重盲検クロスオーバー比較試験では、ゾルピデム内服時の継ぎ脚歩行試験に失敗した割合は 12 人中 7 人（58％）だったのに対し、プラセボ内服時の継ぎ脚歩行試験に失敗した割合は 12 人中 0 人（0％）で、ゾルピデムにより臨床的に有意な平衡感覚障害がみられました(J Am Geriatr Soc. 2011;59(1):73-81)。継ぎ脚歩行試験に失敗するということは、転倒の危険性が高まっていることを意味します。股関節骨折で手術した 65 歳以上の高齢者 1222 人と年齢・性をマッチさせた 4888 人の比較研究では、半年前の向精神薬使用と骨折のオッズ比を調査したところ、ゾルピデム 1.95、ベンゾジアゼピン系薬剤 1.46、抗精神病薬 1.61、抗うつ薬 1.46 で、ゾルピデム使用により高齢者の股関節骨折の発生確率が約 2 倍に高まることが示されました(J Am Geriatr Soc. 2001;49(12):1685-90)。ゾルピデムがベンゾジアゼピン系薬剤より安全かどうかを調べる目的で、ゾルピデムを処方された 4 万 3343 人、アルプラゾラムを処方された 10 万 3790 人、ロラゼパムを処方された 15 万 858 人、ジアゼパムを処方された 9 万 3618 人を対象に行われた後方視的研究では、65 歳以上の場合、薬剤を処方されることによって処方される前よりも入院を要する骨折が起こる確率が**表 8** のように上がることがわかりました。これらのデータにより、アルプラゾラムやロラゼパムといったベンゾジアゼピン系薬剤に比べて、ゾルピデムは負傷の危険性が高齢者にとって高いと考察されています(J Am Geriatr Soc. 2011;59(10):1883-90)。

　以上のように、非ベンゾジアゼピン系睡眠薬はベンゾジアゼピン系薬剤と比べて必ずしも安全とは言えません。「非ベンゾ」という用語に印象操作されないよう医師は気をつける必要があると言えるでしょう。

表8　ゾルピデムおよびベンゾジアゼピン系薬剤と入院を要する骨折の発生確率

ゾルピデム	2.55 倍（95％信頼区間 1.78-3.65）
アルプラゾラム	1.14 倍（95％信頼区間 0.80-1.64）
ロラゼパム	1.53 倍（95％信頼区間 1.23-1.91）
ジアゼパム	1.97 倍（95％信頼区間 1.22-3.18）

(Finkle WD, et al. Risk of fractures requiring hospitalization after an initial prescription for zolpidem, alprazolam, lorazepam, or diazepam in older adults. J Am Geriatr Soc. 2011 Oct;59 (10) :1883-90)

2. 抗うつ薬の中止後症状
①抗うつ薬の中止後症状の特徴

　抗うつ薬は始めるのは簡単ですがやめるのは難しい薬です。なぜなら抗うつ薬をやめるとさまざまな不快な症状が現れるからです。精神薬理学ではこの現象を、「抗うつ薬中止後症状（症候群）」「抗うつ薬中断症状（症候群）」「抗うつ薬退薬症候」などと呼称します（英語での呼称は antidepressant discontinuation symptoms）。イライラ、嘔気、運動失調、発汗、感覚異常、悪夢などが主な症状です（以後、中止後症状）。

　抗うつ薬のうち選択的セロトニン再取り込み阻害薬（Selective Serotonin Reuptake Inhibitors：SSRI）は特に中止後症状が出現しやすいものの、あらゆる抗うつ薬において中止後症状は出現しうると報告されています（*SSRI／SNRI を中心とした抗うつ薬適正使用に関する提言，日本うつ病学会，2009*）。

　うつ病以外に適用がある抗うつ薬として、セロトニン・ノルアドレナリン再取り込み阻害薬（Serotonin and Norepinephrine Reuptake Inhibitors：SNRI）の一種であるデュロキセチンがあります。もともと、デュロキセチンは、女性の腹圧性尿失禁への薬として"Yentreve"という商品名で発売されていました。その後、抗うつ薬として"Cymbalta"という別の商品名で再度発売され、Cymbalta が疼痛への効能をも取得し現在に至っています。日本国内でも、デュロキセチンはうつ病・うつ状態並びに糖尿病性神経障害、線維筋痛症、慢性腰痛症、変形性関節症に伴う疼痛に効能を取得し販売されています。

　SNRI も抗うつ薬である以上、中止後症状の危険があります。デュロキセチンに関する臨床試験のメタ解析によると、デュロキセチン中止による中止後症状の発現率は 44.3％と報告されています（*J Affect Disord. 2005;89(1-3):207-12*）。うつ病治療中にデュロキセチンをうっかり飲み忘れたせいで、重篤な中止後症状に苦しんだ症例報告（*Ann Clin Psychiatry. 2008;20(3):175*）や、鎮痛薬としてデュロキセチンを処方されるもまったく効かないので飲むのをやめたところ、重篤な中止後症状に苦しみデュロキセチンを再開せざるを得なかった症例報告（*UBC PSSJ. 2016;3(1):31-3*）があります。SSRI と SNRI の中止後症状を比較したレビューでは、最も重篤な中止後症状が出現したのは SNRI であると報告されています（*J Can Acad Child Adolesc Psychiatry. 2011;20(1):60-7*）。

　中止後症状評価尺度（Discontinuation-Emergent Signs and Symptoms［DESS］尺度）が開発されています（*J Clin Psychiatry. 2006;67 Suppl 4:14-21*）。実際に DESS 尺度を用いて抗うつ薬中止後症状を評価する臨床試験も行われており、その試験結果が抗う

つ薬承認時にPMDAに報告されています(*Int Clin Psychopharmacol. 2006;21(3):159-69*)。DESS尺度で評価される中止後症状を**表9**にまとめます。

　中止後症状が特に起こりやすい抗うつ薬であるSSRIの中止後症状に関するメタ解析によると、中止後症状の有病率は不明で、発現時期は薬剤中止後数日以内が多く、持続期間は数週間ですが、中には薬剤中止後しばらく経ってから発症する遅発例や、数週間以上症状が継続する長期継続例も報告されています。これらの事情により、SSRIは離脱症状を誘発しうる薬剤と認識されるべきと研究者らは結論しています(*Psychother Psychosom. 2015;84(2):72-81*)。

　中止後症状はうつ病の再発や新たな身体疾患の出現と誤認されやすいので、余計な検査や余計な処方につながりやすくなります(*Drug Saf. 2001; 24(3):183-97*)。中止後症状は軽度の場合もありますが、日常生活に支障をきたすほど重度の場合もあります。特にパロキセチンは、中止後症状として希死念慮を起こすという科学的根拠が無作為化比較試験で示されています(*J Psychopharmacol. 2008;22(3):330-2*)。

　中止後症状は、薬剤が急激に体内から消失することによって起こる反動と考えられており、パロキセチン（SSRI）やベンラファキシン（SNRI）といった半減期が短い抗うつ薬で起こりやすいとされています。中止後症状を回避するためには、急に抗うつ薬をやめるよりも徐々にやめるほうが理論的には安全です。しかし実際の臨床試験データをみると必ずしもそうではありません。抗うつ薬のSSRIまたはベンラファキシンを投与されている患者さん28人を無作為に2群に分け、短期間（3日間）または長期間（14日間）かけて抗うつ薬を中止した比較試験では、中止後症状の発現率はそれぞれ46.7%と46.2%でほとんど変わりありませんでした(*J Psychopharmacol. 2008; 22(3):330-2*)。精神症状が寛解している20人を対象に、可能なかぎりゆっくりとSSRIをやめた観察研究によると、それでも45%の人に中止後症状が発現しました(*Int J Neuropsychopharmacol. 2007;10(6):835-8*)。SSRIの中止後症状に関するメタ解析においては、漸減中止することによっても中止後症状を必ずしも予防できず、研究によっては早くやめようが遅くやめようが中止後症状が出現する確率はほぼ一緒と報告されています(*Psychother Psychosom. 2015;84(2):72-81*)。

　中止後症状に対する標準的治療はないので出たとこ勝負です。中止後症状が軽い場合は、数週間で自然に治ることが多いと患者さんを慰めます。中止後症状が重くて耐え難い場合は、抗うつ薬を再開したりより半減期の長い抗うつ薬を開始したりします。

　抗うつ薬の中止後症状の特徴を**表10**にまとめました。**抗うつ薬中止後症状はこ**

表9　DESS尺度で評価される中止後症状

精神症状	1	神経過敏や不安
	2	気分の高揚
	3	イライラ
	4	突然気分が悪くなる
	5	突然怒りっぽくなる
	6	突然パニックになる
	7	泣いたり涙ぐんだりする
	8	興奮する
	9	現実感がなくなる
	10	集中できない
	11	物忘れ
	12	気分が変わりやすい
睡眠障害	13	不眠
	14	悪夢が多い
神経症状	15	いつもより汗をかく
	16	手足がふるえる
	17	筋肉がこわばる
	18	筋肉が痛む
	19	足がむずむずする
	20	こむら返りやぴくつき
	21	疲れやすい
	22	歩行が不安定
	23	目がぼやける
	24	目がひりひりする
	25	口や舌が勝手に動く
	26	しゃべりにくい
全身症状	27	頭痛
	28	唾液が増えた
	29	めまい
	30	鼻水が垂れる
	31	息切れ、あえぐような呼吸
	32	寒気
	33	熱が出る
胃腸症状	34	嘔吐
	35	嘔気
	36	下痢
	37	みぞおちが突然痛くなる
	38	お腹が張る
感覚異常	39	視覚が普通でない（光、色、形）
	40	茫然自失とした感覚
	41	音の聴こえ方が普通でない
	42	耳鳴り
	43	味やにおいが普通でない

表10 抗うつ薬の中止後症状の特徴

すべての抗うつ薬で起こりうる
特にSSRIで起こりやすい 発現率40-50％という報告もある
さまざまな症状がある
イライラ、嘔気、運動失調、発汗、感覚異常、悪夢など 評価尺度（DESS尺度）が確立している
中止後数日で起こる
ただし遅発例もある
数週で治まる
ただし遷延することもある
重症度はさまざま
希死念慮が出現することもある
漸減中止で必ずしも予防できない
理論的には漸減中止が安全 しかし臨床試験の結果は必ずしもそうではない
標準的治療法がない
自然軽快を待つか再開するか出たとこ勝負

れだけ厄介な特徴をもつので、抗うつ薬を開始する前に患者さんに知らせておくべき情報です。知らせておかないと患者さんが自己判断で飲むのをやめたりして予想外の中止後症状が出現するおそれがあります。飲み始めるのは簡単だがやめるのは難しい薬を、そうと知らせず患者さんに飲ませるというのも無責任な話です。薬を飲むかどうか決めるのは医師ではなく患者自身です。中止後症状のことを教えれば、患者さんが薬を怖がって飲まなくなるから教えないというのは不適切です。

② 「抗うつ薬に依存性はない」

さて、中止後症状のことを患者さんに伝えるためには、前提として医師自身が中止後症状のことを知っておく必要がありますが、精神科を専門としない一般臨床医の間に中止後症状の知識は必ずしも普及していないかもしれません。ゆえに抗うつ薬の抗うつ効果や疼痛軽減効果だけではなく、中止後症状についても強調して書かれている製薬会社パンフレットがあれば、それは有用なパンフレットということになります。しかし現実にそんな製薬会社パンフレットがあるでしょうか。

いったん飲み始めるとなかなかやめられない薬となると、あたかも薬物中毒や禁断症状を起こす薬のようにもみえます。ベンゾジアゼピン受容体作動薬については、

承認用量の範囲内でも長期間服用するうちに身体依存が形成されることで、減量や中止時にさまざまな離脱症状が現れる特徴があるとPMDAから強い警告が出されています（ベンゾジアゼピン受容体作動薬の依存性について，2017年3月）。それなのになぜ、抗うつ薬にだけは警告がなされていないのでしょうか。実は、抗うつ薬中止後症状は離脱症状ではないと精神薬理学では認定されています。というのも「離脱症状」という用語は依存症をほのめかします。抗うつ薬に依存性はないのだから、抗うつ薬をやめた後に起こる不快な症状を離脱症状と認定するのは不適切である、というのが精神薬理学の理屈です。

　確かに学術的には中止後症状と離脱症状を区別することに意味があります。というのも真に依存性のある薬剤、たとえばベンゾジアゼピン受容体作動薬の場合、薬物依存症になってしまうとその薬を飲みたいという強い欲求（渇望）に苦しみ、薬を手に入れるためになりふり構わなくなります（薬物探索行動）。典型的には、複数の医療機関を受診して同じベンゾジアゼピン受容体作動薬を処方してもらったり、医師が処方をしないと激怒して医師を恫喝したり「薬を落とした」「なくした」「盗まれた」などと嘘をついて医師を騙そうとしたりします。薬を飲むことが生活の中心となってしまい、薬を飲む量や飲む時刻を自分で制御できなくなります。薬を飲むと転倒したり骨折したり記憶が飛んだりといった悪いことが起こるとわかっていながら、飲むのをやめられません。

　これに対し、抗うつ薬にはこのような依存性はほとんど観察されておらず、抗うつ薬をやめたいがやめると不快な症状が出てどうしてもやめられないと悩むことはありますが、抗うつ薬への渇望に苦しみ薬物探索行動に出るという事例はほとんど報告されていません。ゆえに抗うつ薬をやめた後に起こる不快な症状は、依存症をほのめかす「離脱症状」とは違うのだと定義することに学術的意味が出てくるのです。

　ただし現に抗うつ薬を服用する患者さんにとって、この専門的議論に意味があるかどうかは別問題です。「ベンゾジアゼピン受容体作動薬は依存性があり一度飲み始めたらやめにくいが、抗うつ薬には依存性はないから抗うつ薬依存症になることはない」という言説は医学的には誤りはないのですが、「でも抗うつ薬だって一度飲み始めたらやめにくい薬でしょう」という非専門家からの指摘は免れないでしょうし、「中止後症状は離脱症状とは異なる病態なのでご指摘は当たらない」と回答すれば専門用語をこねくり回した詭弁と批判されても仕方ないでしょう。その証拠にWHOは「中止後症状」という専門用語を批判しており、専門用語の混乱のせい

で抗うつ薬の有害事象について適切な意思疎通や解釈が妨げられるおそれがあると指摘しています(WHO Expert Committee on Drug Dependence - WHO Technical Report Series, No. 915 - Thirty-third Report, 2003)。

　抗うつ薬を製造販売する製薬会社は、「抗うつ薬に依存性はない」と主張します。それは依存症を専門とする立場からすれば学術的に正しい主張です。学術的に正しいということは法的にも正しいということを意味します。現に添付文書には抗うつ薬に依存性はないと書いてあり、抗うつ薬に離脱症状があるとは書いてありません。当然ながら製薬会社パンフレットにおいて抗うつ薬の依存性について述べなくても法的に何の問題もないですし、「ほかの薬と異なり依存性のない薬です」と抗うつ薬を鎮痛薬として紹介しても、優良誤認を招く誇大広告として規制されることはないわけです。**中止後症状は患者さんにとって非常に重要な情報**です。製薬会社パンフレットをあたかも精神医学の教科書のように読むことがいかに危険であるかはこの一事だけでも明らかと思います。「依存性はない」という主張に印象操作されることがないよう医師は気をつける必要があります。

プラセボ群のデータを目立たなくする

1. 抗うつ薬

　うつ病の治療なしでの寛解率は2年で80-90％です(CNS Drugs.1995; 4(4): 261-77)。製薬会社にとってうつ病はあまりにも自然回復しやすいので、治験で実薬群とプラセボ群の間に有意差を出しにくい疾患です。

　① SSRI（Selective Serotonin Reuptake Inhibitors）

　たとえば2011年に発売されたSSRIであるエスシタロプラムの国内治験データをみてみましょう。MLD55-11MDD21試験は、DSM-IV-TRによる大うつ病性障害と診断された患者さんを対象にエスシタロプラムの有効性および安全性を検討するために、プラセボ対照無作為化二重盲検並行群間比較試験として実施されました。被験者は3群に分けられ、本剤10mg、20mgまたはプラセボを8週間投与されました。主要評価項目はハミルトンうつ病評価尺度（Hamilton Depression Rating Scale：HAM-D）の点数です。HAM-Dは検査者が被験者にさまざまな質問をして行われます。HAM-Dによってうつ病の重症度が点数化され、点数が高ければ高いほど重症であることを意味します。

　実薬群のHAM-D点数の変化は**図1**のグラフのとおりであり、量が多いほど効いている感じはないものの、治療前に比べると治療後のほうが明らかに改善してお

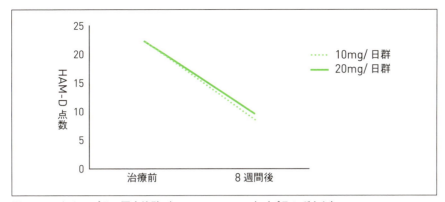

図1 エスシタロプラム国内治験(MLD55-11MDD21)(プラセボなし)

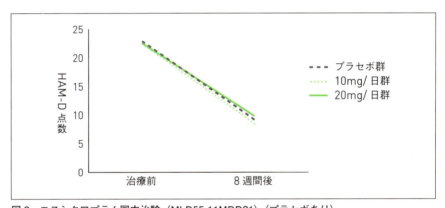

図2 エスシタロプラム国内治験(MLD55-11MDD21)(プラセボあり)

表11 エスシタロプラム国内治験(MLD55-11MDD21)(HAM-D得点)

	プラセボ群	10mg/日群	20mg/日群
治療前	22.5 ± 3.6	22.3 ± 3.5	22.2 ± 3.7
8週間後	9.3 ± 6.6	8.7 ± 6.5	9.9 ± 7.7
変化量	− 13.2 ± 6.8	− 13.6 ± 6.9	− 12.3 ± 7.0

り、抗うつ薬が効いているように見えます。

　ところがプラセボ群と比べると印象は一変します。実薬群とプラセボ群のHAM-D点数の変化を同時にグラフにすると図2のようになります。

　どう見ても実薬はプラセボと変わりありません。HAM-D得点を表にまとめました(表11)。与薬によるうつ病重症度の変化量は、プラセボ群−13.2に対し10mg/日群

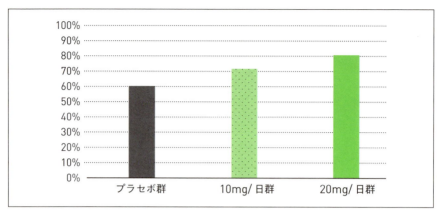

図3 エスシタロプラム国内治験における有害事象発生率

-13.6、20mg/日群-12.3であり、20mg/日群に至ってはプラセボ群よりも改善の幅が小さい傾向が観察されています。

その割に有害事象はしっかりと出ます。因果関係が否定されなかった死亡例が20mg/日群1例に認められました。そのほかの因果関係が否定されなかった重篤な有害事象は、10mg/日群2例（薬剤離脱症候群・故意の自傷行為・企図的過量投与をきたした1例および自殺念慮をきたした1例）、20mg/日群1例（出血性胃潰瘍）に認められました。因果関係が否定されなかった有害事象の発生率はプラセボ群60.4％（61/101例）、10mg/日群71.9％（69/96例）、20mg/日群81.2％（82/101例）でした。主な事象は悪心、傾眠、頭痛、口渇でした（**図3**）。

② **NaSSA（Noradrenergic and Specific Serotonergic Antidepressant）**

次に見るのはミルタザピンの国内治験データです。ミルタザピンはノルアドレナリン・セロトニン作動性抗うつ薬（NaSSA）で、SSRIともSNRIとも違う薬であるとされています。001試験は、DSM-IV-TRにより大うつ病性障害と診断された患者さんを対象にミルタザピンの有効性および安全性を検討するために、プラセボ対照無作為化二重盲検並行群間比較試験として実施されました。被験者は4群に分けられ、本剤15mg、30mg、45mgまたはプラセボを6週間投与されました。主要評価項目はHAM-D点数です。

実薬群のHAM-D点数の変化は**図4**のグラフのとおりであり、量が多いほど効いている感じはないものの、治療前に比べると治療後のほうが明らかに改善しており、抗うつ薬が効いているように見えます。

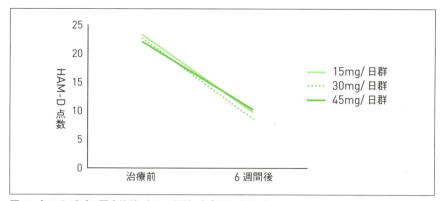

図4　ミルタザピン国内治験（001試験）（プラセボなし）

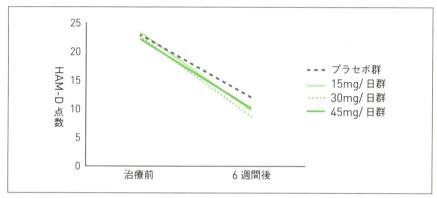

図5　ミルタザピン国内治験（001試験）（プラセボあり）

表12　ミルタザピン国内治験（001試験）（HAM-D得点）

	プラセボ群	15mg/日群	30mg/日群	45mg/日群
治療前	22.5 ± 3.6	23.2 ± 4.5	22.5 ± 3.3	22.1 ± 3.2
6週間後	12.1 ± 8.1	9.9 ± 7.7	8.8 ± 6.6	10.2 ± 7.8
変化量	− 10.4 ± 7.5	− 13.3 ± 6.8	− 13.8 ± 6.9	− 11.9 ± 7.6
プラセボ群に対するp値		0.0243	0.0065	0.2028

　ところがプラセボ群と比べると印象は一変します。実薬群とプラセボ群のHAM-D点数の変化を同時にグラフにすると図5のようになります。
　真の薬の効果は意外に小さいことがわかります。HAM-D得点をまとめると表12

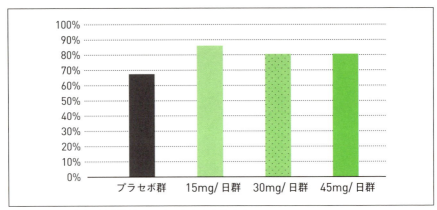

図6　ミルタザピン国内治験における有害事象発生率

のようになります。与薬によるうつ病重症度の変化量は、プラセボ群−10.4 に対し 15mg/日群−13.3、30mg/日群−13.8、45mg/日群−11.9 でした。大雑把な推定ですが、15mg/日群と30mg/日群で観察された見かけ上の抗うつ効果のうち、約8割はプラセボ効果として説明可能であり、真の薬の効果は約2割にとどまると思われます。45mg/日群に至ってはプラセボ群との間に統計的有意差がありません。

その割に有害事象はしっかりと出ます。因果関係が否定されなかった有害事象の発生率は、プラセボ群 67.1%（47/70 例）、15mg/日群 85.5%（59/69 例）、30mg/日群 80.0%（56/70 例）、45mg/日群 80.3%（57/71 例）でした。主な事象は傾眠、口渇、倦怠感、ALT 増加、便秘でした（図6）。

③ SNRI（Serotonin and Norepinephrine Reuptake Inhibitors）

次に見るのはベンラファキシンの国内治験データです。ベンラファキシンは 2015 年に発売された抗うつ薬で、SNRI の一種に位置づけられています。B2411263 試験は DSM-IV-TR により大うつ病性障害と診断された患者さんを対象に、ベンラファキシンの有効性および安全性を検討するために、プラセボ対照無作為化二重盲検並行群間比較試験として実施されました。被験者は3群に分けられ、本剤 75mg、75-225mg またはプラセボを8週間投与されました。主要評価項目は HAM-D 点数です。

実薬群の HAM-D 点数の変化は図7のグラフのとおりであり、量が多いほど効いている感じはないものの、治療前に比べると治療後のほうが明らかに改善しており、抗うつ薬が効いているように見えます。

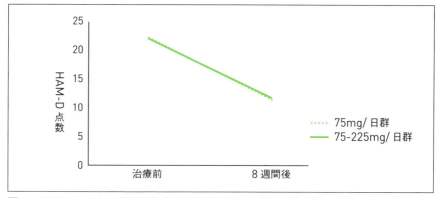

図7　ベンラファキシン国内治験（B2411263試験）（プラセボなし）

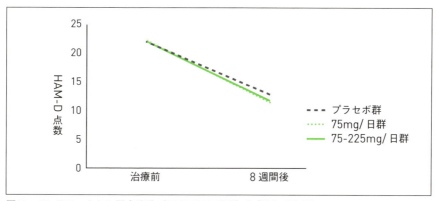

図8　ベンラファキシン国内治験（B2411263試験）（プラセボあり）

表13　ベンラファキシン国内治験（B2411263試験）（HAM-D得点）

	プラセボ群	75mg/日群	75-225mg/日群
治療前	22.4 ± 4.10	22.6 ± 4.05	22.4 ± 4.08
8週間後	13.2 ± 6.73	11.8 ± 7.20	12.0 ± 6.69
変化量	− 9.25 ± 0.48	− 10.76 ± 0.50	− 10.37 ± 0.49
プラセボ群に対するp値		0.031	0.106

　ところがプラセボ群と比べると印象は一変します。実薬群とプラセボ群のHAM-D点数の変化を同時にグラフにすると**図8**のようになります。

　真の薬の効果は意外に小さいことがわかります。HAM-D得点をまとめると**表13**

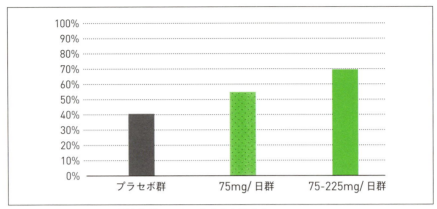

図9　ベンラファキシン国内治験における有害事象発生率

のようになります。与薬によるうつ病重症度の変化量は、プラセボ群−9.25に対し75mg/日群−10.76、75-225mg/日群−10.37でした。大雑把な推定ですが、75mg/日群で観察された見かけ上の抗うつ効果のうち、約8割5分はプラセボ効果として説明可能であり、真の薬の効果は約1割5分にとどまると思われます。75-225mg/日群に至ってはプラセボ群との間に統計的有意差がありません。

その割に有害事象はしっかりと出ます。因果関係が否定されなかった有害事象の発生率はプラセボ群40.4％（74／183例）、75mg/日群55.2％（96／174例）、75-225mg/日群70.0％（126／180例）でした。主な事象は悪心、傾眠、便秘、口渇、頭痛、浮動性めまい、多汗症でした（図9）。

以上、比較的最近に発売されたSSRI、NaSSA、SNRIの治験データをみてきましたが、真の薬の効果は意外に小さいことがプラセボ群との比較から明らかです。その割に有害事象は実薬群のほうがしっかり出る傾向があります。抗うつ薬を飲んでいるときの有害事象、飲むのをやめた後の中止後症状という2つの危険を背負ってでも真の薬の効果を取りにいくかどうかは、事例によって判断が異なります。食欲不振や妄想に基づく拒食によって栄養障害をきたし、精神科病院への入院を余儀なくされている重症うつ病の患者さんであれば、自然寛解を待っている余裕はないので、たいてい抗うつ薬を使用するでしょう。しかしうつ病患者全体の中でそれだけ重症の人は少数です。多くの場合、精神科入院を必要としません。そういう人たちすべてに抗うつ薬が必要とはとても言えません。抗うつ薬を飲むメリットとデメ

リットを比較し、医師と患者さんが話し合って決めるのがあるべき姿です。

　医師がうつ病の自然寛解率を知らない場合、薬物使用後に生じた改善をもっぱら薬によるものと誤認してしまいがちです。そうすると、プラセボ群における改善データをきちんと強調し、抗うつ薬の適正使用を医師に呼びかける製薬会社パンフレットがあれば、それは有用なパンフレットということになります。しかし現実はどうでしょうか。プラセボ群の折れ線グラフを薄い灰色で印刷するなどして目立たなくし、実薬群の折れ線グラフのみをカラフルな色で目立たせているパンフレットのほうが多いのではないでしょうか。医師が実薬群のデータだけを見てしまうと薬の効果を過大に優良誤認するおそれがあります。ゆえにパンフレットを見る際は自然寛解率を常に念頭に置き、優良誤認しないよう医師は気をつける必要があると言えるでしょう。

2. 睡眠薬

　不眠症治療においてプラセボ効果が存在することは広く知られています。ゆえにここでもできるだけ実薬群のデータだけを強調し、プラセボ群のデータを目立たなくさせるのが製薬会社パンフレットの定石になります。

　例として睡眠薬の一種であるラメルテオンの国内治験データを見てみましょう。ラメルテオンはメラトニン受容体作動薬です。メラトニン受容体を活性化することによって、睡眠の誘導に寄与すると考えられています。CCT003試験は慢性不眠症患者を対象に、ラメルテオンの有効性および安全性を検討するために、プラセボ対照無作為化二重盲検並行群間比較試験として実施されました。被験者は2群に分けられ、本剤8mgまたはプラセボを14日間投与されました。主要評価項目は、投与1週目の睡眠後調査表による自覚的睡眠潜時（subjective Sleep Latency：sSL）とされました。sSLは平たく言うと布団に入ってから寝つくまでにかかる時間のことです。sSLが長ければ長いほど寝つきが悪いことを意味します。つまり、sSLを短縮化できれば睡眠薬として効果があったということになります。

　実薬群のsSLの変化は図10のグラフのとおりであり、治療前に比べると治療後のほうが寝つきが良くなっており、睡眠薬が効いているように見えます。

　ところがプラセボ群と比べると印象は一変します。実薬群とプラセボ群のsSLの変化を同時にグラフにすると図11のようになります。

　真の薬の効果は意外に小さいことがわかります。被験者は全員、治験参加後に睡眠後調査表、すなわち睡眠日誌をつけています。睡眠日誌では「寝床に入った時刻」「実際に寝ついた時刻」「覚醒した時刻」「寝床から出た時刻」「途中で起きていた時

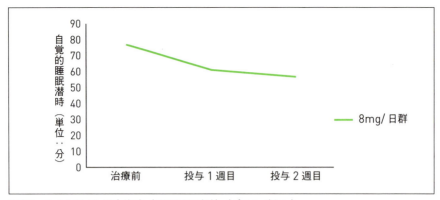

図10　ラメルテオン国内治験（CCT003試験）（プラセボなし）

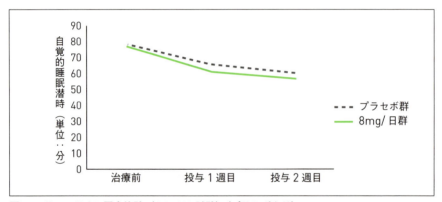

図11　ラメルテオン国内治験（CCT003試験）（プラセボあり）

間の合計」などの時刻・時間を記録します。これによりたとえば「実際に寝ついた時刻」から「寝床に入った時刻」を引き算することによって、主観的（自覚的）睡眠潜時、すなわち寝つくのにかかった時間を測定し、睡眠薬の有効性を検証しているわけです。ただ、睡眠日誌の副次的効果として、日誌をつけているうちに、「寝床に入る時刻が早すぎる」「布団から出る時刻が遅すぎる」などの睡眠習慣の問題に本人が気づくことがあります。CCT003試験で実薬群とプラセボ群双方ともに睡眠改善効果がみられているのは、単にプラセボ効果というにとどまらず睡眠日誌による副次的効果も寄与している可能性があります。

　sSLの変化をまとめると**表14**のようになります。実は投与2週目で実薬群とプラセボ群との間の統計的有意差は消失しています。

表 14 ラメルテオン国内治験（CCT003 試験）（sSL の推移［単位・分］）

	プラセボ群	8mg/日群	プラセボ群との差 ［95%信頼区間］	p 値
治療前	77.42 ± 30.22	77.13 ± 30.81		
投与 1 週目	65.77 ± 30.36	61.07 ± 30.65	− 4.54 ［− 7.23, − 1.85］	0.0010
投与 2 週目	59.62 ± 29.13	56.95 ± 31.37	− 2.36 ［− 5.25, 0.53］	0.1093

　因果関係が否定されなかった有害事象の発生率は、プラセボ群 7.1%（34/482 例）、8mg/日群 7.8%（38/489 例）に認められました。主な事象は傾眠、頭痛、血中尿酸増加、浮動性めまい、倦怠感でした。

　実薬群とプラセボ群の間の有害事象発生率の差は絶対値でわずか 0.7 ポイントであることから、安全性の観点からは、ラメルテオンはプラセボ同様の薬であるという見方はできます。転倒、骨折、せん妄、認知機能低下、依存症などをきたすベンゾジアゼピン受容体作動薬や、自殺願望を 3-4 倍に増やすうえ乱用の危険性がベンゾジアゼピン受容体作動薬と同等だとプラセボ対照無作為化試験で証明されている睡眠薬であるオレキシン受容体拮抗薬・スボレキサント（*Rinsho Hyoka*（*Clinical Evaluation*）. *2015 ; 43 : W1-W9*）に比べると、同じ睡眠薬の間ではラメルテオンは比較的安全と言えなくもありません。

　ただし、投与 2 週目におけるプラセボ群と実薬群の間に生じた差は 2.36 分です。言い換えるとラメルテオンを 2 週間飲んだ際に期待できる効能は寝つきが 142 秒早くなることです。この 142 秒に意味があると解釈するかどうかは、規制当局と医療者と患者さんと納税者の意向次第でしょう。その証拠に欧州では 2007 年 3 月にラメルテオンの承認申請が行われましたが、2008 年 6 月に欧州規制当局により不承認の通知が発出され、2008 年 9 月に申請取り下げとなっています。PMDA がラメルテオンを承認した理由は、CCT003 試験の主要評価項目である投与 1 週目における sSL で、実薬群とプラセボ群に統計的有意差（4.54 分、p = 0.0010）が確認されたというにとどまります。有意差といっても 272 秒に過ぎず、しかも長期間にわたる二重盲検国内治験が行われたわけではありません。

　実薬群の成績だけを強調したパンフレットからは、これらの数字が見えにくくなるおそれがあります。パンフレットを見る際は、プラセボ効果や睡眠日誌による副次的効果を常に念頭に置き、優良誤認しないよう医師は気をつける必要があると言えるでしょう。

些末な下位項目の検査結果をさも重大であるかのように表示

　CIBIC-plus は認知症の全般的臨床症状を評価する尺度で、大半の抗認知症薬国内治験で主要評価項目として使用されています。DAD（Disability Assessment for Dementia）、BEHAVE-AD（Behavioral Pathology in Alzheimer's Disease Rating Scale）、MENFIS（Mental Function Impairment Scale）の3つの下位項目から成ります（**表15**）。DAD は日常生活動作能力の評価尺度で、スコア（%）は 0-100% の幅であり、スコアが低いほど障害度は高くなります。BEHAVE-AD は行動・精神症状（BPSD）の評価尺度で、合計点数は 0-66 点の幅であり、点数が高いほど障害度は高くなります。MENFIS は認知機能・精神機能の評価尺度で、合計点数は 0-78 点の幅であり、点数が高いほど障害度は高くなります。CIBIC-plus は、DAD、MENFIS、BEHAVE-AD の結果を踏まえて、各時点の臨床像のベースラインからの変化を、7段階（①大幅な改善、②中程度の改善、③若干の改善、④症状の変化なし、⑤若干の悪化、⑥中程度の悪化、⑦大幅な悪化）で評価します。

　国内治験で主要評価項目とされたのは CIBIC-plus です。3つの下位項目のうちどれかの p 値が 0.05 を下回ったとしても擬陽性の可能性が排除できないので、統計的意味はありません。なぜなら治験の被験者数は、主要評価項目において有効性を検出することを目標に設定されているからです。つまり試験が終わった後に複数の下位項目の p 値をしらみつぶしに計算し続け、一部の項目で p < 0.05 が得られたとしても、それはたまたまだった可能性が高いわけです。

　Lesson 3「抗認知症薬」で見てきたとおり、多くの抗認知症薬国内治験は CIBIC-plus で有意差を出すことに失敗しています。しかし精神科を専門としない一般臨床医の多くは、何が主要評価項目で何が下位項目なのか、あるいは項目の合計点数は何点で点数差にどれだけの臨床的意味があるのかを必ずしも詳細に把握していません。これに乗じて些末な下位検査結果をさも重大であるかのように表示するのが典型的手法となります。

　たとえばある抗認知症薬 X の国内治験における CIBIC-plus 結果は**表16**のようになります。

表15　CIBIC-plus の構造

CIBIC-plus 以下の3つの下位項目を基に全般的臨床症状を評価。主要評価項目。		
DAD（日常生活動作能力を評価）	BEHAVE-AD（行動・精神症状を評価）	MENFIS（認知機能・精神機能を評価）

この結果の意味するところは、主要評価項目の CIBIC-plus で有意差が出ず、X の有効性を証明できなかったということなのですが、そこには触れずに些末な結果に過ぎない DAD と MENFIS だけの成績を強調して、「国内治験において日常生活動作能力および認知機能・精神機能の X 高用量群の有効性が示されました」と主張したりします。

　BEHAVE-AD の下位項目をパンフレットで示すこともあります。たとえばある抗認知症薬 Y の国内治験における BEHAVE-AD の領域別結果は**表 17** のようになります。「行動障害と攻撃性の領域で Y の有効性が示されました」と主張するわけですが、下位項目のそのまた下位項目なので、擬陽性の可能性がまったく排除できていません。

　あるいは認知機能検査である SIB の下位項目が示されることもあります（**表 18**）。主要評価項目は SIB 合計点数なので、どの下位項目の成績も些末な結果に過ぎないのですが、こうして p＜0.05 が認められた領域を示されると、いかにも「注意」「実行」「視空間能力」「言語」に効くような印象が醸し出されます。

　何が主要評価項目なのかはパンフレットに書いてあります。ただし、申し訳程度に小さい字で隅っこにそっと書かれているに過ぎないパンフレットがほとんど

表 16　抗認知症薬 X の国内治験における CIBIC-plus の結果

	低用量群	高用量群
CIBIC-plus	×	×
DAD	×	○
BEHAVE-AD	×	×
MENFIS	×	○

○＝プラセボ群と比べたときの p 値が 0.05 未満
×＝プラセボ群と比べたときの p 値が 0.05 以上

表 17　抗認知症薬 Y の国内治験における BEHAVE-AD の領域別結果

妄想観念	×
幻覚	×
行動障害	○
攻撃性	○
日内リズム障害	×
感情障害	×
不安および恐怖	×

○＝プラセボ群と比べたときの p 値が 0.05 未満
×＝プラセボ群と比べたときの p 値が 0.05 以上

表 18　SIB 下位項目の事後分析の一例

社会的相互作用	×
記憶	×
見当識	×
注意	○
実行	○
視空間能力	○
言語	○
構成	×
名前への志向	×

○＝プラセボ群と比べたときの p 値が 0.05 未満
×＝プラセボ群と比べたときの p 値が 0.05 以上

です。CIBIC-plus、DAD、MENFIS、BEHAVE-AD、SIB などの心理検査についてくわしい知識がない医師が読んだ場合、薬の効能を優良誤認すること必至です。

まとめ

　以上で明らかなように、読者に専門医レベルの精神科の知識がない限り、向精神薬に関する製薬会社パンフレットを読むと、薬の有効性と安全性について優良誤認させられる危険性があります。優良誤認させられずに読もうとすれば、時間をかけて注意深く隅々まで読み込む必要が出てきますので、それくらいなら普通に医学書を読んだほうが早いです。パンフレットのグラフをさらっと読むだけで済ませると優良誤認させられるのは必至なので、診療に役立つ知識を得られるどころか有害情報だけを植えつけられるおそれすらあります。

　多くの一般臨床医にとって、**向精神薬に関する製薬会社パンフレットに使い道はありません。受け取らずにそのまま製薬会社に返すのがほぼ唯一の正解**です。わざわざ読む暇があるなら昼寝していたほうがマシでしょう。薬に関する必要最低限の情報は添付文書に書いてあります。ウェブで検索すれば簡単に入手できます。

POINT

パンフレットの有用性
- なし

パンフレットの危険性
- 精神薬理用語は複雑怪奇
- プラセボ群は薄い色で印刷
- 優良誤認不可避

付録①：アルツハイマー病重症度の測定

　軽度～中等度のアルツハイマー病患者を対象にドネペジル 5mg/ 日のプラセボへの優越性を検証した無作為化二重盲検比較試験である 161 試験は、134 試験の事後解析結果を踏まえ ADAS-cog が 15 点以上の被験者のみ参加可能という制限をかけることで、認知機能が正常に近いアルツハイマー病患者が参加しないように設計されました。その 161 試験でドネペジルのプラセボへの優越性が証明されたことを受けて認可されたわけですが、認可当初のドネペジル適用範囲は軽度および中等度のアルツハイマー病です。認知機能が正常に近いアルツハイマー病患者、つまり軽度と思われるアルツハイマー病患者が参加しないよう設計されているように見える 161 試験の結果を受けて得られた適用範囲が「軽度および中等度」となっているのは一見奇妙ですが、アルツハイマー病の重症度は ADAS-cog とは別の検査である行動観察式の CDR（Clinical Dementia Rating）によって測定され、CDR 重症度が「1（軽度）」または「2（中等度）」の患者さんを被験者の参加条件とすることで被験者の重症度が軽度または中等度であることが担保されているので、これで特に矛盾はありません。

　ちなみに、投与直前の CDR 重症度 1（軽度）の人数は 5mg 群 79 人、プラセボ群 69 人に対し CDR 重症度 2（中等度）の人数は 5mg 群 37 人、プラセボ群 43 人で、161 試験が中等度の人に偏って実施されたという根拠はありません。PMDA（当時の国立医薬品食品衛生研究所医薬品医療機器審査センター）が適用範囲について問題視しなかったのはこれが理由と思われます。

英国国立医療技術評価機構（NICE）と製薬企業の裁判

　ただ、軽度アルツハイマー病への適用を認めるべきかどうかについて、海外では判断が割れた事例があります。英国国立医療技術評価機構（NICE）は 2001 年にいったん軽度および中等度アルツハイマー病の治療薬としてドネペジル、リバスチグミン、ガランタミンを承認したのにもかかわらず、2006 年に軽度を外し中等度のみに適用範囲を狭めました (BMJ. 2006; 333 (7560): 165)。軽度アルツハイマー病に使った場合は費用対効果が悪いというのが理由です。この決定に対し製薬会社は NICE を相手取って英国高等裁判所に訴訟提起 (BMJ. 2006; 333 (7578): 1085) し、2007 年 8 月 10 日に判決が出たのですが、それを受けた後の声明で被告 (https://www.birmingham.ac.uk/Documents/college-mds/trials/bctu/ad2000/nice-incourt-press-statement.pdf)、原告 (https://www.eisai.co.jp/news/news200736.html) ともに自分たちが勝訴したと主張し

ています。その後、2011 年に NICE は再び方向転換し、ドネペジル、ガランタミン、リバスチグミンは再び軽度アルツハイマー病にも適用が認められました(*https://www.nice.org.uk/guidance/ta217*)。

　抗認知症薬の有効性がだれの目にも明らかなものであれば、このように判断が分かれることもなかっただろうにと思います。

付録②：検証的試験と探索的試験

　臨床試験はその目的を達成するために科学的原則に従って設計されます。臨床試験は臨床薬理試験、探索的試験、検証的試験、治療的使用などの種類がありますが、ここでは本書に登場する「検証的試験」と「探索的試験」について解説します（**表**）。

表　検証的試験と探索的試験

臨床試験の種類	臨床試験の目的
探索的試験	目標効能に対する探索的使用 次の試験のための用法用量の推測 検証的試験のデザイン、評価項目、方法論の根拠を獲得
検証的試験	有効性の証明 副作用に関する情報一覧の確立 承認のための十分な根拠を獲得 用量反応関係の確立

（医薬品医療機器総合機構．臨床試験の一般指針．https://www.pmda.go.jp/files/000156372.pdf より引用改変）

　探索的試験の重要な目的は検証的試験の用法用量の決定です。開発中の薬を実際の患者さんに投与する場合、どれくらいの用法用量が適切なのかは未知なので、探索的試験で文字どおりそれを探るわけです。さらにどのような評価項目が適切なのかを探ったり、どのような試験デザインが適切なのかを探ったりもします。探索的試験はあくまで探るのが目的なので、そこで得られるのはあくまでも予備的な証拠にとどまり、探索的試験の結果のみをもって薬の有効性を科学的に証明することはできません。薬の有効性を科学的に証明するためには、予備的な証拠を検証的試験で検証する必要があります。

　検証的試験の重要な目的は薬の有効性を科学的に証明することです。探索的試験の結果などから治療効果に関して信頼性と妥当性が確立した評価項目が主要評価項目に設定され、主要評価項目において薬の有効性が検証されます。過去の臨床研究から主要評価項目における効果の推定がなされ、有効性を検証するのに必要な目標症例数が科学的に計算されます。そうすることで検証的試験の主要評価項目で有効性を科学的に証明することが可能になります。つまり、検証的試験の主要評価項目（通常、主要評価項目は1つですが、抗認知症薬の臨床試験では本文中で述べた理由により主要評価項目は2つあり、2つの主要評価項目の両方）で有意差が得られれば、薬の有効性を科学的に証明できるわけです。ここが探索的試験との決定的な違いで、**探索的試験の目標症例数は試験**

の実施可能性などの非科学的理由で設定されているので、仮に探索的試験の主要評価項目で有意差が得られたとしても、それをもって薬の有効性を科学的に証明することはできません。

　副次評価項目は主要評価項目を支持する補足的な評価項目です。主要評価項目とは異なる視点から有効性を評価します。注意すべきは、目標症例数は主要評価項目に基づいて科学的に設定されているので、仮に副次評価項目で有意差が得られたとしても、それをもって薬の有効性を科学的に証明することはできない点です。また、主要評価項目は1つ（多くても2つ）に絞られますが、副次評価項目はしばしば多く設定されます。そうすると無数の副次評価項目のうちの一部で薬の有効性が示唆されたとしても、それはたまたまである可能性が否定できないので、統計的有意差があると主張することすらできません。

試験や項目の混同によるミスリーディングの例

　一部製薬会社社員らが書く論文は、検証的試験と探索的試験を混同して論じたり、主要評価項目とそれ以外の評価項目を混同して論じたりして、薬の有効性を強調し過ぎる傾向があるので要注意です。

1. Efficacy of rivastigmine in dementia with Lewy bodies: a randomized, double-blind, placebo-controlled international study.

　具体例をみてみましょう。レビー小体型認知症を対象にリバスチグミンの有効性を検討した探索的試験であるプラセボ対照二重盲検比較試験の論文です(Lancet. 2000;356 (9247):2031-6)。リバスチグミンを製造販売する製薬会社社員らが書きました。主要評価項目は2つあり、1つはNPI-4点数です。これはNPI（複数の下位項目から成る精神症状・行動障害の評価指標）のうち「妄想」「幻覚」「アパシー」「うつ」の4つの下位項目の点数を足した点数です。もう1つは「スピード・スコア」です。「スピード・スコア」とは、コンピューター化認知機能評価システム（コンピューターを用いた特殊な検査で一般には普及しておらず、抗認知症薬国内治験でも主要評価項目として採用されていません）に対する反応時間のことです。そのほか、無数の副次評価項目が設定されました。試験の結果、投与20週時点での「スピード・スコア」は投与開始前と比べるとリバスチグミン群が1.318秒の改善に対しプラセボ群が0.991秒の悪化で統計的有意差が認められました。一方で、投与20週時点での治療企図解析によると、NPI-4点数は投与開始前と比べるとリバスチグミン群が2.5点の改善に対しプラセボ群が0.8点の改善で群間差は1.7点（95％信頼区間 −1.1〜4.6）で統計的有意差は認められませんでした。論

文抄録においては「レビー小体型認知症に対しリバスチグミンは統計的かつ臨床的に有意な行動効果（behavioral effects）を生み出す」と結論づけられています。

　この結論には探索的試験と検証的試験の混同がみられます。この試験は被験者数が試験の実施可能性の観点から設定され、必ずしも有効性を検討するための十分な症例数が設定されていたわけではない探索的試験なので、得られた成績は探索的なものにとどまります。その事実を無視して、リバスチグミンが統計的かつ臨床的に有意な行動効果を生み出すと結論づける科学的妥当性は皆無です。題名なり抄録なりで探索的試験であることをきちんと明記すべきでしょう。題名で「国際的試験」と記載していることから、字数の関係で探索的試験と記載する余裕がなかった可能性は考えられません。題名・抄録で探索的試験である事実に触れずことさらに国際的試験と銘打つ行為は、自社製品について読者を優良誤認させる意図があったと疑われてもやむを得ないでしょう。ちなみに、レビー小体型認知症を対象にドネペジルの有効性を検討した探索的試験である 431 試験の論文は、抄録で探索的試験であることがきちんと明記されています（ANN NEUROL 2012;72:41-52）。

　加えて、抄録の結論の欄では、主要評価項目の NPI-4 点数で有意差がなかった事実に触れずにアパシー、不安、妄想、幻覚において実薬群がプラセボ群より優っていたと主張しています。これは自社製品について読者を優良誤認させるために主要評価項目とそれ以外の評価項目を意図的に混同し抄録を書いたと疑われてもやむを得ないでしょう。抄録は主な結果を書くところなので、主要評価項目の NPI-4 で有意差がなかった事実をきちんと抄録に明記すべきです。ちなみに、レビー小体型認知症を対象にドネペジルの有効性を検討した検証的試験である 341 試験の論文は、ドネペジルを製造販売する製薬会社社員らによって書かれましたが、主要評価項目の NPI-2 で有意差がなくドネペジルのプラセボへの優越性を検証できなかった事実が抄録できちんと明記されています（Alzheimers Res Ther. 2015;7(1):4）。

　さらに、この試験で用いられたコンピューター化認知機能評価システムは広く普及した評価方法ではないので妥当性と信頼性が検証されているとは言い難く、主要評価項目として適切であるかどうか意見の分かれるところでしょう。リバスチグミンに認知機能に対する真の有効性が備わっているのであれば、主要評価項目以外の心理検査でもその効果が観察されるはずです。ところが、副次評価項目ながらも妥当性と信頼性が検証された心理検査である MMSE の点数はリバスチグミン群とプラセボ群の間で統計的有意な差はありませんでした。そうするとコンピューター化認知機能評価システムの結果が妥当かどうかは疑問の余地がある、ということになります。ところが抄録では MMSE

で有意差が認められなかった事実について触れられていません。有意差が得られなかった項目に触れずに有意差が得られた項目だけを抄録に書き、統計的かつ臨床的に有意な行動効果を生み出すと拡大解釈して結論づける科学的妥当性は皆無でしょう。

2. A 24-Week, Randomized, Double-Blind, Placebo-Controlled Study to Evaluate the Efficacy, Safety and Tolerability of the Rivastigmine Patch in Japanese Patients with Alzheimer's Disease.

次の例をみてみましょう。軽度～中等度の日本人アルツハイマー病患者を対象にリバスチグミンの有効性を検証した検証的試験であるプラセボ対照二重盲検比較試験の論文があります(Dement Geriatr Cogn Disord Extra 2011;1:163-179)。リバスチグミンを製造販売する製薬会社社員らが書きました。主要評価項目は2つあり、ADAS-cog（認知機能を評価）とCIBIC-plus（全般臨床症状を評価）です。本文でも触れた国内1301試験の結果報告論文です。リバスチグミン18mg群とプラセボ群を比べた場合、ADAS-cogの変化量は前者が1.3点増、後者が0.1点増で統計的有意差（p = 0.005）がありましたがCIBIC-plusでは統計的有意差はありませんでした。しかし抄録の結論の欄にはリバスチグミンは日本人アルツハイマー病患者への良好な有効性を有すると記載されています。

本文でも書きましたが、この論文に関しては粉飾であるとの指摘があります(Rinsho Hyoka(Clinical Evaluation). 2017;45:25-34)。すなわち、CIBIC-plusで統計的有意差が認められなかった事実に触れずにADAS-cogで統計的有意差が認められたことを拡大解釈して良好な有効性を有すると結論づける科学的妥当性はないであろう、との指摘です。実際、PMDAは国内1301試験の結果として日本人アルツハイマー病患者に対するリバスチグミンの有効性が検証されたとは言い難いと結論しています。加えて、この試験のADAS-cogで示されたリバスチグミンの認知機能低下の抑制効果（群間差）1.2点分に統計的有意差はあっても臨床的有意差はありません。全般的臨床症状評価(CIBIC-plus)で有意差がなかったので認知機能検査（ADAS-cog）の点数差に臨床的有意差はないことが確定しています。これも本文で触れたとおりです。ゆえに抄録で「良好な有効性を有する」などと書いて自社製品の有効性を誇張する前に、「検証的試験においてリバスチグミンのプラセボへの優越性を検証できなかった」と事実をありのまま書くべきだったと言えるでしょう。繰り返しになりますが、ドネペジルを製造販売する製薬会社社員らが書いた341試験の論文においては、ドネペジルのプラセボへの優越性を検証できなかった事実が抄録で書かれています(Alzheimers Res Ther. 2015;7(1):4)。

3. 新規 NMDA 受容体拮抗剤であるメマンチン塩酸塩の中等度から高度アルツハイマー型認知症に対する第Ⅲ相試験

中等度〜高度の日本人アルツハイマー病患者を対象にメマンチンの有効性を検証した検証的試験であるプラセボ対照二重盲検比較試験の論文があります (*老年精神医学雑誌, 2011; 22 (4): 464-73*)。主要評価項目は2つあり、SIB（認知機能を評価）と CIBIC-plus です。本文でも触れた IE3501 試験の結果報告論文です。メマンチン 20mg 群とプラセボ群を比べた場合、SIB の変化量は前者が 0.42 点減、後者が 4.87 点減で統計的有意差（p < 0.0001）がありましたが、CIBIC-plus では統計的有意差はありませんでした（p = 0.1083）。CIBIC-plus の下位項目である BEHAVE-AD（精神症状を評価）の LOCF（Last Observation Carried Forward）解析では、実薬群とプラセボ群の間に有意差（p = 0.0302）がみられました。これを受け論文抄録では「以上のことから、メマンチン塩酸塩は、中等度から高度アルツハイマー型認知症患者の認知機能障害に対して有効性を示し、安全性は高く、行動・心理症状（BPSD）にも有効性を示すことを特徴とする薬剤であると考えられた」と結ばれています。

この抄録は主要評価項目とそれ以外の評価項目を混同して論じています。メマンチンによる改善効果が認められなかった CIBIC-plus が主要評価項目である事実に触れずに、CIBIC-plus の下位項目に過ぎない BEHAVE-AD の成績だけをことさらに抄録に載せ「行動・心理症状（BPSD）にも有効性を示すことを特徴とする薬剤であると考えられた」と結論づける科学的根拠は皆無です。IE3501 試験の被験者数は SIB と CIBIC-plus でメマンチンの有効性を検証するための十分な症例数として科学的に設定されているからです。有意差が得られた項目だけをつまみ食いするのではなく「メマンチン塩酸塩は、中等度から高度アルツハイマー型認知症患者の認知機能障害に対して有効性を示したが、全般的臨床症状に対しては有効性を示さなかった」と結ぶことが望ましかったでしょう。抄録だけを読んだ読者は、メマンチンが行動・心理症状（BPSD）に有効性を示すと優良誤認する可能性があります。

臨床試験論文を読む際は、抄録だけで判断しない、検証的試験か探索的試験か確認する、主要評価項目が何か確認する、結果と結論に整合性があるか確認する、試験の審査報告書などの論文以外の複数の情報源を収集するなどの姿勢が望ましいと言えます（*Rinsho Hyoka (Clinical Evaluation). 2017;45:25-34*)。そうすることで試験結果を正しく読み解くことができます。幸い、日本で承認されている医薬品の国内治験の審査報告書は PMDA のウェブページにおいて日本語で公開されており入手は容易です。審査報告書を一読して

おけば、その薬の効果や副作用についてかなり具体的に他人に説明できるようになり便利です。薬の有効性を強調した臨床試験論文やパンフレットにも惑わされなくなります。日常よく使う薬については審査報告書に目を通してみてはいかがでしょうか。

あとがき

　国内治験成績を基にして、日本の当局は抗認知症薬の薬効を認知症の進行を見かけ上約半年遅らせる程度と見積もっています（医薬品医療機器審査センター．アリセプト審査報告書．1999. http://www.pmda.go.jp/drugs/1999/g991001/55repo01.pdf）。この薬効に意味があるかどうかは意見の分かれるところで、フランスでは2018年8月に抗認知症薬が公的医療保険の対象から外されました。フランス当局における抗認知症薬の有用性の再評価の結果、効果が乏しい割に消化器・循環器・精神神経系の有害事象の危険があるので公的医療保険の対象として不適切と判断されたのです。費用対効果の悪さ、すなわち薬価が原因の保険外しではありません。というのもフランスではもともと抗認知症薬の保険償還率は15％（つまり患者さんの自己負担率は85％）に過ぎず、これを0％にしても公的部門への財政効果は小さいからです（医薬経済．2018; 1756:20-1）。2011年に日本で承認された抗認知症薬であるガランタミン、リバスチグミン、メマンチンについては承認前の国内治験においてプラセボに対する薬の優越性の科学的証明に失敗しており、日本の当局は3剤について「海外で標準治療薬だから」「治療の選択肢が限られているから」という非科学的理由で承認したという経緯があります（精神科．2013;23:234-8）。つまり2018年8月以降、抗認知症薬の国内承認理由の一角が崩れています。

　この状況を前提とすれば、抗認知症薬を慎重に取り扱う姿勢がますます求められていると言えるでしょう。にもかかわらず、国内で抗認知症薬を投与開始された人のうち3人に2人の割合で甲状腺機能検査が実施されていないことがレセプト分析で明らかになりました（Clin Interv Aging. 2018;13:1219-23）。治療可能な認知症を鑑別診断するために、診断の際に甲状腺機能検査を実施するよう多くの認知症ガイドラインは推奨しています。また、ドネペジル特定使用成績調査において、ドネペジルを投与された患者さんのうち2.4％にガランタミンが、2.26％にリバスチグミンが併用されていたことが報告されました（老年精神医学雑誌．2018;29(4):413-26）。ドネペジル、ガランタミン、リバスチグミンはいずれもコリンエステラーゼ阻害薬であり、添付文書で併用が禁止されている抗認知症薬です。これらの研究から示唆されることは、

鑑別診断せずに薬だけ出す医師、薬の説明書を読まずに薬を出す医師によって、抗認知症薬が処方されているという実態です。これで抗認知症薬は正しく使われていると言えるでしょうか。認知症に関する基本的知識がまったく普及しないまま薬だけが普及していっている気がしてなりません。認知症治療はしばしば難しいですが、難しくさせている原因の1つは医療者側の知識不足であり、ある当事者の言葉を借りるならば「人災」という側面もあることは否定できないと思います。

　本書が認知症に関する基本的知識の普及に少しでも役立つことを願っています。本書を書くにあたり認知症専門医としての多くの臨床経験が必須であったことは言うまでもありません。私を育ててくださった、または現に育ててくださっている多くの患者さん、ご家族、医療介護従事者がいらっしゃらなければ本書は生まれませんでした。この場をお借りしてお礼を申し上げます。

2018年9月　小田陽彦

索引

欧文・数字

4大認知症	21
──の脳血流低下パターン	52
ADAS-cog	73, 102
Ala score	185
BEHAVE-AD	208
BPSD	24, 114, 127, 133, 148
CAGEテスト	119
CIBIC-plus	72, 208
CT	44
DAD	208
DESS尺度	193
DHA	179
EPA	179
FAST	25
H_2遮断薬	17
HDSR	187
MENFIS	208
MIBG心筋シンチグラフィ	59
MMSE	108, 181
MRI	44, 54
NaSSA	200
NIA-AA	23
NMDA受容体拮抗薬	64
NPI	94
PAINAD	128
PET	54
SIB	73
SNRI	202
SPECT	54
SSRI	198
VSRAD	49
Zスコア	49

和文

あ行

アパシー	25, 131, 138
アルコール	116, 177
アルコール依存症	119
アルコール性健忘症候群	8
アルツハイマー病	21, 52
うつ病と──の鑑別ポイント	9
血管性認知症と──の違い	32
──重症度の測定	211
──神経病理変化レベルの評価システム	23
前頭側頭葉変性症と──の違い	41
せん妄と──の鑑別ポイント	9
認知症性疾患患者数に占める──の割合	3
レビー小体型認知症と──の違い	37
アロマセラピー	130
イチョウの葉エキス	179
易疲労感	141
意味性認知症	39
意欲低下	140
飲酒	145
インターフェロン	144
うつ	140
うつ状態が疑われた場合の対処フローチャート	143
うつ病	9
──治療	145
──とアルツハイマー病の鑑別ポイント	9
──と認知症性疾患との鑑別ポイント	142
運動	177
エイコサペンタエン酸	179

か行

過活動膀胱治療薬	17
画像診断	43
ガランタミン	80
記憶力	6
危険動作	162
希死念慮	141
興味減退	140
気力減退	141
禁煙	177
軽度認知障害	7, 54, 169
正常、──、認知症の違い	7
血液検査	11
血管性認知症	29
──とアルツハイマー病の違い	32
幻覚	130, 135, 136, 150
幻視	35

索引 221

検証的試験	213
幻聴	150
減薬	121
抗うつ薬	198
──の中止後症状	193
──の中止後症状の特徴	196
攻撃性	135, 136
攻撃的行為	130
高血圧	176
抗コリン薬	15, 174
抗酸化物質補充療法	178
甲状腺機能低下症	11
高照度光療法	129
抗精神病薬	123, 156
(行動異常型)前頭側頭型認知症	38
抗認知症薬	64, 121, 133, 145
──による精神神経系の副作用	122
──の基本データ	70
──の効果判定	77
──の増量規定	76
──の副作用	107
──の用法	69
──の用量の日本と海外との差	68
興奮	151
告知	168
コリンエステラーゼ阻害薬	64, 102, 136, 138, 180
──とメマンチンの併用、比較	106
──のスイッチング	107

さ行

罪悪感	141
サプリメント	179
三環系抗うつ薬	16
思考力	141
自殺念慮	141
自動車運転	162
自発性の低下	38
集中力低下	141
周辺症状	114
主要評価項目	213
焦燥	130, 135, 136, 141
食生活	178
触法行為	39

食欲低下	140
進行性認知機能低下	34
進行性非流暢性失語症	40
身体疾患	127
身体症状	24
睡眠衛生指導	146
睡眠障害	131, 141
睡眠薬	205
ステロイド	144
スボレキサント	144
生活習慣病	176
正常圧水頭症	45
精神症状	113, 115
節酒	177
前頭側頭型認知症	38
前頭側頭葉変性症	37, 53
──とアルツハイマー病の違い	41
全般的臨床症状評価	72
せん妄	8, 115
──とアルツハイマー病の鑑別ポイント	9
ゾルピデム	192

た行

第一世代抗ヒスタミン薬	15
ダットシンチ	57
脱抑制	38
タバコ	163
探索的試験	213
断酒	114
中核症状	24
中止後症状評価尺度	193
昼夜逆転	152
鎮痛薬	124
デイサービス	164
てんかん	9
糖尿病	176
ドコサヘキサエン酸	179
ドネペジル	72
ドーパミントランスポーターシンチグラフィ	57
トラゾドン	155
トラマドール	124

な行

二重五角形……………………………………… 34
認知機能低下が疑われた場合に中止を検討
　すべき薬剤………………………………… 20
認知機能変動…………………………………… 34
認知症………………………………… 2, 140, 169
　――の分類と診断………………………… 21
　正常、軽度認知障害、――の違い………… 7
認知症診断…………………………………… 1, 5
認知症性疾患…………………………………… iii
　うつ病と――との鑑別ポイント……… 142
　――患者数に占めるアルツハイマー病の割合
　……………………………………………… 3
　――患者数の年次推移…………………… 2
脳機能画像検査……………………………… 44
脳形態画像検査……………………………… 44
脳外科疾患……………………………… 12, 44
脳血流シンチグラフィ……………………… 52

は行

パーキンソン症状……………………… 36, 98
パーキンソン病治療薬……………………… 16
パーソンセンタードケア………………… 129
徘徊………………………………………… 130
梅毒………………………………………… 12
長谷川式簡易知能評価スケール改訂版… 187
パロキセチン……………………………… 16
ビタミン B$_{12}$………………………………… 11
ビタミン E………………………………… 178
ピック病…………………………………… 38
火の不始末………………………………… 163
非ベンゾジアゼピン系睡眠薬…………… 190
非薬物療法………………………………… 129
病状説明…………………………………… 168
病前性格…………………………………… 149
不安………………………………………… 152
副次評価項目……………………………… 214
ブチリルコリンエステラーゼ阻害作用…… 84

不眠………………………………………… 152
プレガバリン……………………………… 124
プロトンポンプ阻害薬……………………… 18
ベータカロチン…………………………… 179
ベンゾジアゼピン系薬剤………………… 190
ベンゾジアゼピン受容体作動薬
　………………………………… 18, 144, 174
ベンラファキシン………………………… 202
歩行障害…………………………………… 45

ま行

慢性硬膜下血腫…………………………… 44
ミルタザピン……………………………… 200
無価値観…………………………………… 141
メマンチン…………………………… 88, 104, 135
　コリンエステラーゼ阻害薬と――の併用、
　　比較………………………………… 106
妄想……………………………… 130, 135, 136
物盗られ妄想……………………………… 149
問題行動…………………………………… 114

や行

薬剤起因性老年症候群………… 11, 15, 121
抑うつ症状………………………………… 138
抑肝散……………………………………… 153
抑制………………………………………… 141
予後………………………………………… 172
予防………………………………………… 174

ら行

ラメルテオン……………………………… 205
リスペリドン……………………………… 158
リバスチグミン…………………………… 84
レビー小体型認知症………………… 32, 53, 93
　――とアルツハイマー病の違い……… 37
レビー小体病……………………………… 32
レム睡眠行動障害………………………… 36

索引　　223

著者紹介

小田陽彦（おだ・はるひこ）

兵庫県立ひょうごこころの医療センター精神科医師。認知症疾患医療センター長。神戸大学医学部卒。医学博士。神戸大学医学部精神科助教、兵庫県立姫路循環器病センター等を経て現職。日本精神神経学会専門医・指導医。日本老年精神医学会専門医・指導医・評議員。

[主な論文]
- The neuropsychological profile in dementia with Lewy bodies and Alzheimer's disease. Oda H, Yamamoto Y, Maeda K. Int J Geriatr Psychiatry. 2009 Feb;24(2):125-31.
- 「抗認知症薬の意義」精神科, 23(2)：234-8. 2013年8月.
- Myocardial scintigraphy may predict the conversion to probable dementia with Lewy bodies. Oda H, Ishii K, Terashima A, Shimada K, Yamane Y, Kawasaki R, Ohkawa S. Neurology. 2013 Nov 12;81(20):1741-5.
- 「治験データからみたsuvorexantの意義」臨床評価, 43巻1号：W1－W9. 2015年1月.
- 「厚生労働科学特別研究事業による「かかりつけ医のためのBPSDに対応する向精神薬使用ガイドライン」の問題」精神神経学雑誌, 第118巻第6号：384-90. 2016年6月.

科学的認知症診療 5 Lessons

発行 2018年10月9日　第1版第1刷
　　 2018年12月5日　第1版第2刷

著　　　者	小田陽彦©
装　　　画	宿輪貴子
装　　　幀	長谷川周平（表紙、扉）＋森 裕昌［森デザイン室］（本文）
発 行 者	藤本浩喜
編 集 協 力	岡部順子
発 行 所	有限会社シーニュ
	〒156-0041　東京都世田谷区大原 2-13-10
	電話＋FAX　03-5300-2081
印刷・製本	（株）双文社印刷

ISBN 978-4-9909505-3-8　Y3000E

本書の無断複写は著作権法上の例外を除き、禁じられています。